常见疾病临床药学监护案例分析丛书

常见疾病临床药学监护案例分析

——呼吸系统疾病分册

沈甫明　王昌惠　主编

U0230347

科学出版社

北京

内 容 简 介

本书汇集了6种临床常见呼吸系统疾病的经典案例,即社区获得性肺炎、支气管扩张、支气管哮喘、慢性阻塞性肺疾病、肺真菌病和间质性肺疾病,每种呼吸系统疾病选取3~5个经典案例并对其进行分析,归纳临床药学监护要点和常见用药错误;最后依据最新的临床监护路径,形成针对每种呼吸系统疾病治疗特点的标准化临床药学监护路径。

本书可供呼吸内科专业临床药师在日常药学服务中参考、查阅,帮助该专科临床药师建立规范的工作方法。

图书在版编目(CIP)数据

常见疾病临床药学监护案例分析.呼吸系统疾病分册/沈甫明,王昌惠主编.—北京:科学出版社,2019.6
(常见疾病临床药学监护案例分析丛书)

ISBN 978-7-03-061099-7

Ⅰ.①常… Ⅱ.①沈… ②王… Ⅲ.①呼吸系统疾病
-临床药学 Ⅳ.①R97

中国版本图书馆CIP数据核字(2019)第079138号

责任编辑:周 倩 / 责任校对:谭宏宇
责任印制:黄晓鸣 / 封面设计:殷 靓

科学出版社 出版
北京东黄城根北街16号
邮政编码:100717
http://www.sciencep.com
南京展望文化发展有限公司排版
上海时友数码图文设计制作有限公司 印刷
科学出版社出版 各地新华书店经销
*
2019年6月第 一 版 开本:787×1092 1/32
2025年1月第九次印刷 印张:9 7/8
字数:260 000
定价:60.00元
(如有印装质量问题,我社负责调换)

常见疾病临床药学监护案例分析丛书
专家指导委员会

《常见疾病临床药学监护案例分析 ——呼吸系统疾病分册》 编辑委员会

丛书序

　　党的十九大明确提出了健康中国战略，要向全民提供全方位、全周期的健康服务，全面建立优质高效的医疗卫生服务体系。随着医疗卫生体制改革不断深化，公立医院破除以药补医、取消药品加成等政策措施正逐步落到实处，医疗机构药学服务正面临着前所未有的发展机遇和严峻挑战。

　　发展机遇即是新形势下人民群众对优质、安全医疗需求的日益增长，药学服务的重要性逐渐凸显，得到了卫生管理部门和医疗机构的重视。国家卫生和计划生育委员会明确提出促使医院药学服务实现"两个转变"的要求：药学服务从"以药品为中心"转变为"以病人为中心"，从"以保障药品供应为中心"转变为"在保障药品供应的基础上，以重点加强药学专业技术服务、不断提升药学服务能级、参与临床用药为中心"。挑战即是各地在公立医院药品加成取消后，医疗服务价格进行了适当调整，但药事服务费用未得到落实，药师的服务价值无从体现，这必将损害药师的利益，影响药师队伍的稳定和发展。这种形势一方面与当前的医疗改革进程有关，另一方面也与临床药学服务的质量存在一定差距、药学监护工作尚不够规范有关。

依据美国药剂师协会的定义，药学监护是一种以患者为中心、治疗结果为导向的药学实践，要求药师、患者及为患者提供保健的其他医疗者一起，来促进健康、预防疾病，以及评估、监测、制订和调整药物的使用，确保药物治疗的安全和有效。纵观美国临床药学的发展史，药学监护的规范化发挥了至关重要的作用。1990年，Hepler 和 Strand 在 *Opportunities and responsibilities in pharmaceutical care*［Am J Hosp Pharm, 1990, 47(3): 533-543］一文中首次提出了药学监护的概念；1998年，Cipolle、Strand 和 Morley 在 *Pharmaceutical care practice*（New York: McGraw-Hill, 1998）一书中正式定义药学监护：是执业者承担解决患者药物相关需求的责任并坚守这一承诺的一种实践；在执业过程中，以达到正向的治疗结果为目标，向患者提供负责任的药物治疗服务，从而推动了药学监护的规范化的进程。2004

年,药学监护的费用补偿代码获得美国医学会批准。2006年,Medicare开始支付此服务,药学监护工作进入了良性发展的轨道。借鉴美国药学监护的发展经验,我们必须首先实现药学监护的规范化,实行明确的量化评价和考核,进而获取相应的服务价值,提高药学服务质量。

近年来我国临床药学取得了长足发展,临床药师通过参与查房、制订治疗方案、病例讨论和不良反应监测等医疗活动,积累了较为丰富的药学监护经验,已逐渐成为临床治疗团队中不可或缺的一员。然而,如何将现有的药学监护经验进行规范化,成为当前临床药学发展的关键和难点。总结药学监护经验,按照临床药学专科特点提出一套标准的监护路径,对于促进临床药学监护规范化发展具有重要价值。为此,我们组织了多家临床药师规范化培训基地的具有丰富实践经验的临床药师和医师,共同策划和编写了"常见疾病临床药学监护案例分析丛书"。该丛书通过对各临床药学专科常见疾病的经典案例的分析,归纳药学监护要点和常见用药错误,并依据最新的临床监护路径,形成针对各疾病治疗特点的标准药学监护路径。希望该丛书能为药学监护的规范化和标准化点燃星星之火，为我国临床药学的发展贡献绵薄之力。

由于丛书编写思想和体例力求新颖，此方面的写作经验较少，且参编单位多，难免存在不足之处。例如，各药学监护路径仅是各位编者依据临床药学实践和临床诊疗路径的工作路径总结，可能还存在不够全面的地方，敬请各位同仁和读者在使用的过程中不吝指正，以便今后加以改进和不断完善。

2018 年 3 月于上海

前　言

呼吸系统疾病是我国的常见病、多发病。由于环境、人口老龄化等因素，近年来，呼吸系统疾病发病率明显增加，疑难、危重症也日渐增多。治疗呼吸系统疾病的药物种类繁多，机制复杂，使得治疗方案的制订面临巨大挑战。规范、有效的临床药学监护能够使药物发挥最大疗效，避免或降低其毒副作用，保障治疗的安全性、有效性和经济性。

近几年随着临床药学的发展，我国培养了一大批理论知识扎实、实践能力强的呼吸内科专业临床药师，他们始终耕耘在临床一线，与医护人员并肩作战，参与查房、制订治疗方案、病例讨论和监测药物不良反应等医疗活动，积累了丰富的临床药学监护经验，成为临床治疗团队中不可或缺的一员。然而，目前在呼吸系统疾病的药学监护中，尚缺乏一套标准的监护路径。长远来看，这将不利于呼吸内科专业临床药师的培养和呼吸内科专业临床药学的进一步发展。为此，在丛书专家指导委员会的指导下，我们组织呼吸内科专业的临床药师和医师，共同编写了这本《常见疾病临床药学监护案例分析——呼吸系统疾病分册》。本书通过对各种常见呼吸系统疾病的多个经典案例进行分析，归纳临床药学监护要点和常见用药错误，最后依据最新的临床监护路径，形成针对每种呼吸疾病治疗特点的标准临床药学监护路径。本书可供呼吸内科专业临床药师在日常药学服务中参考、查阅，帮助该专业临床药师建立规范的工作方法。

　　由于本书的编写思想和体例力求新颖，而呼吸系统疾病涉及的范围比较广泛，限于编者的时间有限，书中如存在不足之处，敬请各位同仁和读者在使用的过程中不吝指正，以便对本书加以改进和完善。

沈甫明　王昌惠

2017 年 11 月

目 录

目
录

第一章

绪　论

呼吸系统是执行机体与外界进行气体交换器官的总称。机体在进行新陈代谢过程中，经呼吸系统不断从外界吸入氧气（O_2），由循环系统将O_2运送至全身的组织和细胞，同时将细胞和组织所产生的二氧化碳（CO_2）再通过循环系统运送到呼吸系统从而排出体外。

一、呼吸系统的解剖结构

呼吸系统由呼吸道和肺两部分组成。呼吸道是输送气体的一系列管道，肺是进行气体交换的器官。另外，鼻有嗅觉功能，喉有发音功能。呼吸道包括鼻、咽、喉、气管和支气管等，壁内有骨或软骨作为支架，以保障气体畅通。临床上将鼻、咽和喉称为上呼吸道，气管、主支气管及其分支称为下呼吸道。

1. 上呼吸道　鼻是呼吸道的起始部位，既是气体的通道，又是嗅觉器官。喉既是呼吸的管道，又是发音的器官，主要由喉软骨和喉肌构成，平对第 3～6 颈椎，幼儿喉的位置较成人高。喉的后方为咽，两侧有颈血管、神经和甲状腺侧叶。

2. 下呼吸道　气管是位于喉与气管权之间的通气管道。分叉形成左、右主支气管。左、右主支气管自气管分出后，各自向外下方走行，经肺门进入肺，再分出肺叶支气管。右主支气管粗、短，长为 2～3 cm，走行较陡直；左主支气管细、长，长为 4～5 cm，走行较倾斜，故误入气管的异物多坠入右主支气管。

肺是呼吸系统中最重要的器官，左、右各一，位于膈肌的上方，纵隔的两侧。左肺狭长，右肺短粗，左肺被斜裂分为上、下叶；右肺被水平裂和斜裂分为上、中、下叶。

胸膜是覆盖于肺表面、胸壁内面、膈上面和纵隔两侧面的一层浆膜，依据衬覆部位不同，将胸膜分为壁胸膜和脏胸膜。脏、壁两层胸膜间密闭、狭窄、呈负压的腔隙称胸膜腔。

纵隔是左、右两侧纵隔胸膜间所有器官、结构和结缔组织的总称。前界为胸骨，后界是脊柱胸段，向上到达胸廓上口，向下至膈，两侧为纵隔胸膜。

二、呼吸系统的功能

呼吸系统最主要的功能是与外界环境进行气体交换，此外还有参与发音、生化代谢及防御的功能。呼吸由三个相互衔接并同步进行的过程完成：① 外呼吸，包括肺通气和肺换气。② 气体运输是指循环血将 O_2 从肺运输到组织及将 CO_2 从组织运输到肺的过程。③ 内呼吸或组织呼吸是指组织毛细血管血液与组织、细胞之间的气体交换过程，有时也将细胞内的生物氧化过程包括在内。

1. 肺通气　是指肺与外界环境之间进行气体交换的过程。实现肺通气的器官包括呼吸道、肺泡和胸廓等。呼吸道是沟通肺泡和外界环境的气体通道，不仅具有加温、湿润、过滤和清洁吸入气体的作用，同时还具有防御反射和免疫调节等保护功能。肺泡是肺泡内气体与血液进行气体交换的场所；而胸廓的呼吸运动则是实现肺通气的动力。实现肺通气取决于两方面因素的相互作用：一个是推动气体流动的动力；另一个是阻碍气体流动的阻力。只有前者克服后者，建立肺泡与外界环境之间的压力差，才能实现肺通气。

2. 肺换气　是指肺泡与肺毛细血管血液之间的气体交换过程。气体分子总是由分压高处向分压低处移动，直至气体分子分布均匀为止，这一过程称为扩散。肺换气和组织换气就是以扩散方式进行的。换气功能是否正常与通气是否充分、气体和血流灌注是否均匀及呼吸膜的通透性是否正常有关。肺换气障碍是造成肺部低氧血症和高碳酸血症的最常见原因，严重时可发生呼吸衰竭甚至死亡。

3. 气体在血液中的运输 O_2 和 CO_2 在血液中的运输形式有两种,即物理溶解和化学结合。血中溶解的 O_2 和 CO_2 都较少,它们都是以化学结合为主要运输形式。物理溶解运输的气体量尽管很少,但却是实现化学结合所必需的中间环节。气体必须先溶解于血液,才能进行化学结合;结合状态的气体,也必须先解离成溶解状态,才能溢出血液。物理溶解与化学结合两者之间处于动态平衡状态。化学结合是 O_2 的主要运输形式,绝大部分 O_2(98.5%)进入红细胞(RBC),通过与血红蛋白(Hb)结合,以氧合血红蛋白(HbO_2)的形式运输。血液中 CO_2 也以物理溶解和化学结合的形式运输。物理溶解的 CO_2 约占血液中 CO_2 总运输量的 5%,其余95% CO_2 是以化学结合形式运输。

4. 呼吸运动的调节和控制 呼吸运动的调节和控制主要通过呼吸的中枢性控制和调节、呼吸的神经反射性调节及呼吸的化学性调节三类。中枢性化学感受器位于延髓腹外侧,它对 CO_2 敏感,血液内 CO_2 浓度增高刺激该化学感受器,使呼吸加深加快,以便排出更多 CO_2,血液内浓度过高的 CO_2 对中枢性化学感受器反而起抑制作用。因此,慢性阻塞性肺疾病(COPD)、Ⅱ型呼吸衰竭患者因 CO_2 潴留,常出现意识障碍。周围化学感受器位于颈动脉体和主动脉体,主要对低氧敏感。呼吸控制和调节发生障碍时,可引起呼吸节律的异常。

三、呼吸系统常见疾病病因

1. 大气污染和吸烟 流行病学调查证实,呼吸系统疾病的增加与大气污染、吸烟密切相关,其他粉尘如二氧化硅、煤尘、棉尘等可刺激呼吸系统引起各种肺尘埃沉着病,工业废气中致癌物质污染大气,是肺癌发病率增加的重要原因。吸烟是小环境的主要污染源,吸烟者慢性支气管炎和肺癌的发病率较非吸烟者均高数倍。

2. 吸入性变应原增加 随着我国工业化及经济的发展,特别在都市可引起变应性疾病[支气管哮喘(后文均简称哮喘)、鼻炎等]的变应原的种类及数量增多,如地毯、窗帘的广泛应用使室内尘螨数量增多,饲养宠物(鸟、狗、猫)导致动物毛的变应原增多,还有空调机的真菌、都市绿化的某些花粉孢子、有机或无机化工原料、药物及食物添加剂等;某些促发因子如吸烟(被动吸烟)、汽车排出的氮氧化物、燃煤产生的二氧化硫、细菌及病毒感染等,均是哮喘患病率增加的因素。

3. 肺部感染病原学的变异及耐药性的增加 呼吸道及肺部感染是呼吸系统疾病的重要组成部分,主要有结核感染、病毒感染及细菌感染(本书只讨论细菌感染案例)。肺部细菌感染分为医院获得性肺部感染和社区获得性肺部感染。在医院获得性感染中,革兰氏阴性(G^-)菌占多数,产β-内酰胺酶(可分解β-内酰胺类抗生素)细菌明显增多。在革兰氏阳性(G^+)球菌中,耐甲氧西林菌亦明显增加;社区获得性肺炎仍以肺炎链球菌和流感嗜血杆菌为主要病原菌,此外还有军团菌、支原体、衣原体、病毒等;免疫低下或免疫缺陷者的呼吸系统感染,则应重视特殊病原如真菌、肺孢子菌及非典型分枝杆菌感染。

四、呼吸系统常见疾病的临床诊疗过程

1. 病史 了解与肺部传染性疾病(如SARS、活动性肺结核)患者的密切接触史对诊断十分重要。了解对肺部有毒物质的职业和个人史,如接触各种无机粉尘、有机粉尘、发霉的干草,吸入粉尘、花粉或进食某些食物时出现喷嚏、胸闷,剧烈运动后出现胸闷、气急等可提示肺部变应性疾病;询问吸烟史时,应有每年或每天包数的定量记载;有无生食溪蟹、蝼蛄、旱乌龟血等可能引起肺部寄生虫病的饮食史;是否曾使用可导致肺部病变的某些药物,如博来霉素、胺碘酮可引起肺纤维化,血管紧张素转换酶抑制剂(ACEI)可引起顽固性咳嗽,β受体阻滞药可引起支气管痉挛等。

某些疾病如哮喘、特发性肺纤维化(IPF)、囊性纤维化可有家族史。

2. 症状 呼吸系统的咳嗽、咳痰、咯血、呼吸困难和胸痛等症状在不同的肺部疾病中常有不同的特点。

(1)咳嗽:急性发作的刺激性干咳伴有发热、声音嘶哑常为急性喉炎、气管炎和支气管炎。常年咳嗽,秋冬季加重提示为COPD。急性发作的咳嗽伴胸痛可能是肺炎。发作性干咳(尤其在夜间规律发作)可能是咳嗽型哮喘,高亢的干咳伴有呼吸困难可能是支气管肺癌累及气管或主支气管,持续而逐渐加重的刺激性咳嗽伴有气急(促)则考虑特发性肺纤维化或支气管肺泡癌。

(2)咳痰:痰的性状、量及气味对诊断有一定帮助。痰由白色泡沫或黏液状转为脓性多为细菌性感染,大量黄脓痰常见于肺脓肿或支气管扩张,铁锈样痰可能是肺炎链球菌感染,红棕色胶冻样痰可能是肺炎克雷伯菌感染。肺阿米巴病为咖啡样痰。卫氏并殖吸虫病为果酱样痰。痰量的增减反映感染的加剧或炎症的缓解,痰量突然减少且出现体温升高,可能与支气管引流不畅有关。肺水肿时,则可能咳粉红色稀薄泡沫痰。

(3)咯血:痰中经常带血是肺结核、肺癌的常见症状。咯鲜血(特别是24 h达300 mL以上)多见于支气管扩张,也可见于肺结核、急性支气管炎、肺炎和肺血栓栓塞症;二尖瓣狭窄可引起各种不同程度的咯血。

(4)呼吸困难:可表现在呼吸频率、深度及节律等方面的改变。按其发作快慢分为急性、慢性和反复发作性。按呼吸周期可分为吸气性和呼气性呼吸困难。急性气促伴胸痛常提示肺炎、气胸和胸腔积液。肺血栓栓塞症常表现为不明原因的呼吸困难。左心衰竭患者可出现夜间阵发性呼吸困难。慢性进行性气促见于COPD、弥散性肺纤维化。哮喘发作时,可出现呼气性呼吸困难,且伴有哮鸣音,缓解时可消失,下次发作时又会出现此症状。

(5)胸痛:肺和脏层胸膜对痛觉不敏感,肺炎、肺结核、肺血栓栓塞症、肺脓肿等病变累及壁层胸膜时,可发生胸痛。胸痛伴高热,则考虑为肺炎。肺癌侵及壁层胸膜或骨时,会出现隐痛,持续加剧甚至出现刀割样痛。突发性胸痛伴咯血和(或)呼吸困难,应考虑肺血栓栓塞症。胸膜炎常在胸廓活动较大时出现双(单)侧下胸痛,与咳嗽、深吸气有关。自发性气胸可在剧咳或屏气时突然发生剧痛。

3. **体征** 由于病变的性质、范围不同,胸部疾病的体征可完全正常或出现明显异常。气管、支气管病变以干、湿啰音为主;肺部炎变有呼吸音性质、音调和强度的改变,如肺炎可出现吸气相小水泡音,大片实变体征。

4. **实验室和其他检查**

(1)**血液检查**:呼吸系统感染时,白细胞、中性粒细胞(NEUT)增加,有时还伴有中毒颗粒;嗜酸性粒细胞(EOS)增加提示过敏性因素、曲霉菌或寄生虫感染;其他血清学抗体试验,对病毒、支原体和细菌感染的诊断均有一定价值。

(2)**痰液检查**:痰涂片在低倍镜视野里上皮细胞<10个,白细胞(WBC)>25个为相对污染少的痰标本,定量培养菌量≥10^7 CFU/mL可判定为致病菌。若经环甲膜穿刺气管吸引或经纤维支气管镜(简称纤支镜)防污染双套管毛刷采样,可防止咽喉部寄殖菌的污染,此时培养菌量≥10^3 CFU/mL即有诊断意义。反复做痰脱落细胞检查,有助于肺癌的诊断。

(3)**胸腔积液检查和胸膜活检**:常规胸腔积液检查可明确是渗出性胸腔积液还是漏出性胸腔积液。检查胸腔积液的溶菌酶、腺苷脱氨酶、癌胚抗原(CEA)及进行染色体分析,有助于结核性与恶性胸腔积液的鉴别。脱落细胞和胸膜病理活检对明确肿瘤或结核有诊断价值。

(4)**影像学检查**:胸部X线透视配合正侧位胸片,可发现被心、纵隔等掩盖的病变,并能观察纵隔、心血管活动情况。CT能进一步明确病变部位、性质及有关气管、支气管通畅程度。磁共振显像(MRI)对纵隔疾病和肺血栓栓塞症有较大帮助。肺血管造影用于肺血栓栓塞症和各种先天性或获得性血管病变的诊断；支气管动脉造影和栓塞术对咯血有较好的诊治价值。

(5)支气管镜和胸腔镜：硬质支气管镜检查已被纤支镜所替代，前者仅必要时才用于气管内肿瘤或异物的摘除手术。纤支镜能深入亚段支气管，直接窥视黏膜水肿、充血、溃疡、肉芽肿、新生物、异物等，做黏膜的刷检或钳检，进行组织学检查；并可经纤支镜做支气管肺泡灌洗。灌洗液的微生物、细胞学、免疫学、生物化学等检查有助于明确病原和病理诊断；还可通过它取出异物、诊断咯血，经高频电刀、激光、微波及药物注射治疗良、恶性肿瘤。借助纤支镜的引导还可做气管插管。胸腔镜已广泛应用于胸膜活检、肺活检。

(6)肺活体组织检查：经纤支镜做病灶活检，可反复取材，有利于诊断和随访疗效；近胸壁的肿块等病灶可在胸透、B型超声（B超）或CT引导下定位做经胸穿刺肺活检，进行微生物和病理检查。肺部纵隔部位的肿物及肿大的淋巴结亦可通过纤支镜在CT引导下从气管或支气管腔内对肿物进行穿刺取材。以上几种方法的不足之处为所取肺组织过小。故为明确诊治需要，必要时可做开胸肺活检。

(7)超声检查：用于胸腔积液及肺外周肿物的定位，指导穿刺抽液及穿刺活检。

(8)呼吸功能测定：通过其测定可了解呼吸系统疾病对肺功能损害的性质及程度。其对某些肺部疾病的早期诊断具有重要价值。例如，COPD表现为阻塞性通气功能障碍，而肺纤维化、胸廓畸形、胸腔积液、胸膜增厚或肺切除术后均显示限制性通气功能障碍。

五、呼吸系统疾病常见治疗药物

1. 抗菌药物 呼吸系统感染是临床最常见的感染性疾病，呼吸系统感染常用的抗菌药物包括β-内酰胺类、大环内酯类、氟喹诺酮类、糖肽类及硝基咪唑类等。

（1）抗菌药物的使用基本原则：选用抗菌药物时，首先应明确患者的临床诊断，根据患者的症状如咳嗽、咳黄脓痰，体征如肺部湿啰音及血、痰培养等实验室检查结果，初步诊断为细菌性感染者及经病原检查确诊为细菌性感染者，方可应用抗菌药物。

（2）重视病原学诊断：尽早查明病原菌，根据病原菌种类及细菌药物敏感试验结果选用药物。在未获得病原菌及药敏结果前，可根据患者发病情况、发病场所、原发病灶、基础疾病等推断最可能的病原菌，并结合当地细菌耐药状况给予抗菌药物经验性治疗，但得到细菌培养及药敏结果后，应调整抗感染方案。

（3）按照药物抗菌作用和体内过程特点选药：各种抗菌药物的药效学（抗菌谱和抗菌活性）和药代动力学（吸收、分布、代谢和排出）特点不同，要根据上述特点，按照适应证正确选择抗菌药物。

（4）结合患者的基础状态：选择抗菌药物应考虑患者的基础状态，如病情严重程度、年龄、体重、哺乳、妊娠、肝肾功能等。剂量和疗程要适当。

（5）抗菌药物联合应用：① 病原菌尚未查明的严重感染，包括免疫缺陷者的严重感染。② 单一抗菌药物不能控制的需氧菌及厌氧菌混合感染，两种或两种以上病原菌感染。③ 单一抗菌药物不能有效控制的感染性心内膜炎或败血症等重症感染。④ 需长程治疗，但病原菌易对某些抗菌药物产生耐药性的感染，如结核病、隐球菌性脑膜炎等侵袭性真菌病。由于药物协同抗菌作用，联合用药时应将毒性大的抗菌药物剂量减少，联合用药通常采用两种药物联合，三种及三种以上药物联合仅适用于个别情况，如结核病的治疗。此外，必须注意联合用药后药物不良反应将增多。

2. 支气管扩张剂　可改善气流受限，迅速逆转患者气道阻塞症状，同时减少微血管渗出，减少炎症细胞释放支气管收缩介质，并帮助清除分泌物。目前，临床常见支气管扩张剂有 β₂ 受体激动剂、抗胆碱能药物、黄嘌呤类药物。抗白三烯药对某些患者有微弱的支气管扩张效应。支气管扩张剂的给药途径为吸入、口服及静脉注射、静脉滴注等。

3. 糖皮质激素　在呼吸系统疾病中应用较多，主要用于抗炎、平喘、抗病毒、抗休克及免疫抑制等。全身给药主要用于哮喘或COPD的急性加重期、某些类型的肺间质纤维化、隐源性机化性肺炎（机化性肺炎）、变应性支气管肺曲霉病等。糖皮质激素全身给药的副作用较多，仅用于危重患者。临床常见的药物有注射用甲泼尼龙琥珀酸钠、地塞米松注射液、地塞米松片、注射用氢化可的松琥珀酸钠等。吸入性糖皮质激素（inhaled cortisteriod, ICS）局部抗炎作用强，药物直接作用于病灶，所需剂量较小。口咽部的不良反应包括声音嘶哑、咽部不适和念珠菌感染等，吸入后应清水漱口。ICS被推荐为长期治疗持续性哮喘的首选药物。反复急性加重（每年≥2或1次住院）和严重的气流受限[1 s用力呼气容积（FEV_1）< 50%预计值]，或不能被长效支气管扩张药控制的COPD稳定期患者有使用ICS的指征。不推荐COPD稳定期患者长期单药给予ICS。临床常用的ICS有布地奈德混悬液、糖皮质激素和β_2受体激动剂复合制剂如沙美特罗氟替卡松粉吸入剂、布地奈德福莫特罗粉吸入剂。

4. 祛痰镇咳药　咳嗽是一种防御性反射活动，有利于清除呼吸道中的痰液和异物，从而保持呼吸道清洁和通畅。根据药理作用机制，镇咳药可分为中枢性镇咳药和外周性镇咳药（如那可丁）。中枢性镇咳药可直接抑制延髓咳嗽中枢而发挥镇咳作用，可分为成瘾性（如可待因）和非依赖性（如右美沙芬），后者可通过抑制咳嗽反射弧中的感受器、传入神经、传出神经或效应器中的任何一个环节而发挥镇咳作用。有些药物兼具中枢和外周两种作用（如喷托维林和苯丙哌林等）。咳痰是呼吸系统疾病的又一主要症状，祛痰药是一类能使痰液变稀、黏稠度降低而易于咳出或能加速呼吸道黏膜纤毛运动、改善痰液转运功能的药物。根据药理作用机制，祛痰药分为黏液分泌促进药和黏痰溶解药两大类。黏液分泌促进药通过口服后刺激胃黏膜引起恶心,反射性促进支气管腺体分泌(如氯化铵)或是直接刺激呼吸道腺体分泌增加(如愈创甘油醚),使痰液稀释,从而易于咳出;黏痰溶解药(如氨溴索、乙酰半胱氨酸、羧甲司坦、厄多司坦)则是通过改变痰中黏性成分,降低痰的黏稠度从而使之易于咳出,有些药物(如标准桃金娘油)兼具多重作用。

费轶博

第二章

社区获得性肺炎

第一节　疾病基础知识

【病因和发病机制】

社区获得性肺炎（community acquired pneumonia, CAP）是指在医院外罹患的感染性肺实质（含肺泡壁即广义上的肺间质）炎症，包括具有明确潜伏期的病原体感染而在入院后平均潜伏期内发病的肺炎。

1. 病因　正常的呼吸道免疫防御机制（支气管内黏液-纤毛运载系统、肺泡巨噬细胞等细胞防御的完整性）使气管隆凸以下的呼吸道保持无菌。是否发生肺炎取决于两个因素：病原体和宿主。如果病原体数量多、毒力强和（或）宿主呼吸道局部和全身免疫防御系统损害，即可发生肺炎。

2. 发病机制　病原体通过下列途径发生肺炎，包括空气吸入、血行播散、邻近感染部位蔓延、上呼吸道定殖菌误吸。病原体进入下呼吸道，在肺泡内繁殖，引起肺泡毛细血管充血、水肿和肺泡内纤维蛋白渗出及细胞浸润。细菌性社区获得性肺炎的主要病原体是肺炎链球菌，其次是流感嗜血杆菌、支原体和衣原体。厌氧菌能在患者误吸口腔内容物时引起急性肺炎。病毒性社区获得性肺炎常见的病毒病原体包括流感病毒、副流感病毒和呼吸道合胞病毒。呼吸道病毒可通过飞沫与直接接触传播，且传播迅速、传播面广。

【诊断要点】

1. 社区发病

2. 肺炎相关临床表现　① 新近出现的咳嗽、咳痰或原有呼吸道疾病症状加重,伴或不伴脓痰、胸痛、呼吸困难、咯血;② 发热;③ 肺实变体征和(或)闻及湿啰音;④ 外周血 WBC $> 10 \times 10^9/L$ 或 $< 4 \times 10^9/L$,伴或不伴细胞核左移。

3. 实验室检查及其他辅助检查 胸部影像学检查显示新出现的斑片状浸润影、叶/段实变影、磨玻璃影或间质性改变,伴或不伴胸腔积液。

符合1、3及2中任何一项,并除外肺结核、肺部肿瘤、非感染性间质性疾病、肺水肿、肺栓塞、肺部嗜酸性粒细胞(EOS)浸润及肺血管炎等后,可建立临床诊断。

【治疗】

1. 治疗原则 需要评估社区获得性肺炎病情的严重程度,推测社区获得性肺炎可能的病原菌及耐药风险,合理安排病原学检查,及时启动经验性抗感染治疗。

2. 治疗方法

(1)抗感染治疗:在确立社区获得性肺炎临床诊断并安排合理病原学检查及标本采样后,需要根据患者年龄、基础疾病、临床特点、实验室及影像学检查、疾病严重程度、肝肾功能、既往用药和药物敏感性情况,分析最有可能感染的病原菌并评估耐药风险,选择恰当的抗感染药物和给药方案,及时实施初始经验性抗感染治疗。一旦获得病原学结果,可参照药敏试验进行目标性抗感染治疗。

(2)辅助治疗:包括氧疗、辅助呼吸和糖皮质激素治疗等。

第二节　经典案例

案例一

一、案例回顾

【主诉】

咳嗽1月余。

【现病史】

患者，男，55岁。于2016年3月因受凉后出现鼻塞、流涕、咳嗽，为单声剧咳，伴体温升高，最高体温为39.4℃，咳痰，无痰中带血、咯血。于2016年4月14日在社区卫生服务中心行对症治疗后，症状好转，体温正常，无鼻塞、流涕、咳嗽，于4月30日出院时，胸部X线提示双肺仍有炎症改变。于5月1日至上海市肺科医院门诊静脉滴注左氧氟沙星注射液12 d，5月13日至门诊查CT，5月20日得知结果：右肺中叶及左肺下叶背段炎症性改变，请结合临床诊疗后复查。5月21日至门诊就诊，拟"肺炎"收治入院。

【既往史】

无。

【社会史、家族史、过敏史】

否认社会史、家族史、过敏史。

【体格检查】

T: 37℃; P: 90次/min; R: 18次/min; BP: 127/78 mmHg。

双肺呼吸音粗，未闻及湿啰音，心率（HR）90次/min，律齐，未闻及心脏杂音。

【实验室检查及其他辅助检查】

1. 实验室检查　动脉血气分析：吸氧浓度 21.0%，呼吸指数 0.86，Hb 158 g/L，氧饱和度 96.8%，氧合血红蛋白 94.00%，碳氧血红蛋白 1.9%，高铁血红蛋白 1.00%，二氧化碳分压（$PaCO_2$）45.7 mmHg，氧分压（PaO_2）86.6 mmHg。

2. 其他辅助检查　胸部CT：右肺中叶及左肺下叶背段炎症性改变，请结合临床治疗后复查。

【诊断】

社区获得性肺炎，非重症。

【用药记录】

1. 抗感染　0.9%氯化钠注射液 100 mL iv.gtt q.d.（d1-12*）；注射用头孢美唑钠 2.0 g iv.gtt q.d.（d1-9）；5%葡萄糖注射液 500 mL iv.gtt q.d.（d1-9）；注射用阿奇霉素 0.5 g iv.gtt q.d.（d1-9）；左氧氟沙星注射液 0.5 g iv.gtt q.d.（d10-12）。

2. 祛痰平喘　0.9%氯化钠注射液 100 mL iv.gtt q.d.（d1-12）；盐酸氨溴索注射液 90 mg iv.gtt q.d.（d10-12）；0.9%氯化钠注射液 100 mL iv.gtt q.d.（d1-12）；注射用多索茶碱 0.2 g iv.gtt q.d.（d1-12）；复方甲氧那明胶囊 2 co 餐后 p.o. t.i.d.（d1-12）；厄多司坦胶囊 300 mg 餐后 p.o. b.i.d.（d1-12）；孟鲁司特钠片 10 mg 餐后 p.o. q.n.（d1-12）；布地奈德混悬液 2 mg 雾化 b.i.d.（d10-12）；吸入用乙酰半胱氨酸溶液 0.6 g 雾化 b.i.d.（d10-12）。

【药师记录】

入院第9天：患者复查CT显示肺部的实变影吸收不明显，为进一步明确实变影的性质建议患者行纤支镜检查。同时，停用注射用阿奇霉素，改为左氧氟沙星注射液抗感染治疗，同时加用布地奈德混悬液，吸入用乙酰半胱氨酸溶液雾化治疗。

入院第11天：患者咳嗽、咳痰好转，无胸闷气急，无恶心呕吐，

---

* dn：表示第 n 天；dn_1-n_2：表示第 n_1~n_2 天。

无胸痛咯血,食欲、睡眠均可。两肺呼吸音粗,未闻及干、湿啰音。HR 80次/min,律齐。纤支镜检查未见明显异常。患者症状好转,予以明日出院。

出院带药:左氧氟沙星片 0.5 g p.o. q.d.;厄多司坦胶囊300 mg p.o. b.i.d.。

二、案例分析

【抗感染治疗】

患者为男性,因"咳嗽1月余"入院,入院前已经院外给予抗感染治疗,咳嗽、咳痰症状好转,体温正常,但是复查CT示右肺中叶及左肺下叶背段炎症性改变,遂收治入院进行进一步治疗,根据影像学表现及症状,初步诊断为社区获得性肺炎,非重症。考虑到该患者在收治入院前院外已经给予了较长时间的抗菌药物治疗,根据《中国成人社区获得性肺炎诊断和治疗指南(2016版)》,不排除耐药菌感染,因此选择对产酶菌有一定作用的头霉素类抗菌药物注射用头孢美唑钠,同时考虑到该患者发病至今的病程比较长,有非典型病原体感染的可能性,因此联用对非典型病原体有较好抗菌活性的大环内酯类抗菌药物注射用阿奇霉素。同时,使用祛痰平喘药对症治疗。治疗第2天患者咳嗽、咳痰症状好转,体温正常,WBC、NEUT、C反应蛋白(CRP)在正常范围内,维持此方案治疗,治疗第9天复查CT示右肺中叶及左下叶背段炎症性改变,对比2015年5月18日,CT显示病灶吸收不明显,考虑到抗菌药物疗效不佳,同时注射用阿奇霉素使用时间过长会导致细菌耐药,遂更换在肺部浓度较高的抗菌药物左氧氟沙星注射液,同时给予雾化吸入布地奈德混悬液进行局部抗炎治疗。

临床药师观点:符合抗感染适应证,方案选择合理,用法用量正确。

【止咳平喘治疗】

患者咳黏痰,给予盐酸氨溴索注射液祛痰,该药物为多糖纤维分解剂,能够分解糖蛋白的多糖纤维部分,使其断裂致痰黏稠度降低,并可增加支气管腺体分泌,刺激肺泡表面活性物质的生成,增加浆液腺的分泌,以利于支气管上皮修复,改善纤毛上皮黏液层的运输功能,同时可使抗菌药物进一步渗入痰液中,使痰液稀释,易于咳出。该患者用量为 90 mg, q.d., 超出了说明书中用量,主要是考虑到氨溴索是一种剂量依赖性药物,在常规剂量时仅具有化痰、排痰作用,加大剂量达到一定血药浓度后即表现出抗炎、抗氧化、促进肺泡表面活性物质生成等特殊功能。患者咳嗽、咳痰,选择注射用多索茶碱解痉止咳。多索茶碱为甲基黄嘌呤的衍生物,可直接松弛支气管平滑肌,且其较氨茶碱不良反应少,相对安全。同时,该患者口服抗白三烯类药物孟鲁司特钠片,化痰药物厄多司坦胶囊,复方制剂复方甲氧那明胶囊祛痰平喘治疗。

临床药师观点:该患者的祛痰平喘药物应用了五种,虽然每种药物作用机制不同,联合应用可以迅速缓解患者的症状,但是过多联用也会增加一些潜在风险,增加患者经济负担,因此建议可以适当地减少应用种类数。

三、药学监护要点

1. **抗感染治疗的有效性评价** 该患者病程比较长,院外长时间应用抗菌药物,在监测炎性指标 WBC、CRP、NEUT% 的同时,应进行痰培养、肺炎支原体 DNA 检测尽早明确致病菌以对因治疗。观察患者的咳嗽、咳痰等呼吸道症状是否改善及影像学(如 CT、胸部 X 线)的实变影是否有吸收。

2. **用药安全性监护**

(1)多索茶碱的个体差异比较大,安全范围窄,复方甲氧那明含有氨茶碱,两者合用会引起茶碱蓄积中毒,应注意观察其症状,初期的中毒症状为严重心律失常、阵发性痉挛,如出现中毒症状应暂停用药,但在上述中毒迹象和症状完全消失后仍可继续使用。

(2)厄多司坦、氨溴索这类黏痰溶解剂应避免与强力镇咳药联用。

(3)服用复方甲氧那明后如出现皮疹、皮肤发红、呕吐、食欲缺乏、眩晕、排尿困难等症状时,应停止服药。

(4)头孢美唑应用时应注意:应用过程中要监测肾功能,如发生肾功能不全时要根据肌酐清除率(Ccr)调整给药剂量及给药间隔;给药期间及给药后至少一周避免饮酒及含乙醇的饮料,以避免双硫仑样作用;避免与利尿药(如呋塞米)合用,因为两者联用有可能增强肾损害。

(5)告知患者在雾化后进行漱口。

案例二

一、案例回顾

【主诉】

咳嗽、咳痰伴间断发热15 d。

【现病史】

患者,女,38岁。15 d前因受凉感冒后出现咳嗽、咳痰,咳少量黄脓痰,伴发热,体温最高38.7℃,无畏寒寒战,午后及晨起咳嗽明显,伴食欲缺乏,无呼吸困难,无潮热盗汗,无消瘦,无胸痛咯血。2016年12月15日于三甲医院就诊,查血常规:WBC 14.99×10^9/L,NERT绝对值9.89×10^9/L,CRP 19.41 mg/L,胸部CT检查示两肺散在炎症。先后给予"注射用头孢呋辛钠1 d,注射用青霉素钠4 d,阿莫西林片4 d"后,体温正常,其余症状较前无明显好转,2016年12月24日于门诊就诊,辅助检查:血常规(2016年12月24日)示CRP 0.63 mg/L,WBC 16.94×10^9/L(↑),NEUT 9.30×10^9/L(↑),Ly 6.54×10^9/L(↑),MONO 0.83×10^9/L(↑),PLT平均体积 7.9 fL(↓);给予"注射用头孢呋辛钠、左氧氟沙星片"抗感染治疗2 d后症状无明显好转,今为进一步治疗,拟"肺炎"收入我科。

【既往史】

无。

【社会史、家族史、过敏史】

否认社会史、家族史、过敏史。

【体格检查】

呼吸运动两侧对称,肋间隙不宽,两侧触觉语颤对称,无胸膜摩擦感,双肺叩诊呈清音,两肺呼吸音粗,未闻及明显干、湿啰音。

【实验室检查及其他辅助检查】

1. 实验室检查 见现病史。

2. 其他辅助检查 见现病史。

【诊断】

社区获得性肺炎,非重症(两肺,CURB-65评分:0分)。

【用药记录】

1. 抗感染 0.9%氯化钠注射液 250 mL iv.gtt q.d.(d1–8);盐酸莫西沙星注射液 20 mL iv.gtt q.d.(d1–8);0.9%氯化钠注射液 250 mL iv.gtt b.i.d.(d4–8);哌拉西林钠他唑巴坦钠(4:1)注射液 2.5 g iv.gtt b.i.d.(d4–8)。

2. 化痰 0.9%氯化钠注射液 2 mL 雾化 b.i.d.(d1–8);吸入用乙酰半胱氨酸溶液 0.6 g 雾化 b.i.d.(d1–8);0.9%氯化钠注射液 90 mg iv.gtt q.d.(d1–8);盐酸氨溴索注射液 90 mg iv.gtt q.d.(d1–8);厄多司坦胶囊 300 mg 餐后 p.o. b.i.d.(d1–4)。

3. 平喘、解痉 复方甲氧那明胶囊 2 co 餐后 p.o. t.i.d.(d1–4);0.9%氯化钠注射液 100 mL iv.gtt b.i.d.(d1–8);注射用多索茶碱 0.2 g iv.gtt b.i.d.(d1–8)。

4. 抗炎 0.9%氯化钠注射液 2 mL 雾化 b.i.d.(d1–8);布地奈德混悬液 2 mg 雾化 b.i.d.(d1–8)。

5. 补充电解质 氯化钾缓释片 1 g 餐后 p.o. b.i.d.(d1–2)。

【药师记录】

入院第2天:患者查血生化示血钾 4.29 mmol/L。目前,血钾值正常,临床予以停用氯化钾缓释片。注意患者生命体征及咳嗽、咳痰情况,维持其余治疗方案。

入院第4天:患者目前病情稳定,体温略高且抗感染治疗已满72 h,结合胸部CT检查提示的两肺内多发渗出及多发小结节灶,临床加用哌拉西林钠他唑巴坦钠(4:1)注射液联合盐酸莫西沙星注射液抗感染治疗。其余治疗不变,注意患者咳嗽、咳痰情况。

入院第10天:患者目前咳嗽、咳痰好转,无胸闷气急,无恶心呕吐,无胸痛咯血,食欲、睡眠均可。两肺呼吸音粗,未闻及干、湿啰音。HR 80次/min,律齐。气管镜检查未见明显异常。患者症状好转,予以明日出院。

出院带药:盐酸莫西沙星片 0.4 g p.o. q.d.;厄多司坦胶囊 300 mg p.o. b.i.d.;孟鲁司特钠片 10 mg p.o. q.d.;复方甲氧那明胶囊 2 co p.o. t.i.d.。

二、案例分析

【抗感染治疗】

患者为青年女性,因"咳嗽、咳痰伴间断发热15 d"入院,体温最高38.7℃,无畏寒寒战,咳嗽、咳痰,咳少量黄脓痰,咳嗽于午后及晨起明显,伴食欲缺乏,无呼吸困难,无潮热盗汗,无消瘦,无胸痛咯血,于外院就诊,胸部X线提示两肺散在炎症。先后给予注射用头孢呋辛钠、注射用青霉素钠、阿莫西林片抗感染治疗,症状较前无明显好转,遂至我院就诊,门诊予以注射用头孢呋辛钠联合左氧氟沙星片抗感染治疗2 d后症状无明显好转,为进一步治疗,拟"肺炎"收入呼吸科。根据《中国成人社区获得性肺炎诊断和治疗指南(2016年版)》推荐的社区获得性肺炎临床诊断依据,患者为青年女性,最近出现咳嗽、咳痰,伴有发热,治疗后未见明显好转。同时,入院查体两肺呼吸音粗,未闻及明显干、湿啰音,再结合胸部CT检查示两肺散在少量炎症性病变,可建立社区获得性肺炎临床诊断,且符合住院治疗标准,进行住院治疗,但不必进入ICU。此类患者常见的病原体为肺炎链球菌、流感嗜血杆菌、需氧革兰氏阴性菌、金黄色葡萄球菌、肺炎支原体、肺炎衣原体、呼吸道病毒等。此次初始方案临床予以盐酸莫西沙星注射液抗感染治疗。盐酸莫西沙星为第四代喹诺酮类药物,相比第二、三代喹诺酮类药物,其对厌氧菌和非典型微生物如支原体、衣原体具有更好的抗菌活性。该患者发病有半月余,但病情未见明显好转,于门诊治疗时已用过左氧氟沙星片,但效果不佳。考虑可能存在铜绿假单胞菌等耐药菌现象,初始经验性治疗应予以覆盖。患者入院第4天,初始经验性抗感染已满72 h,临床根据患者生命体征和病情稳定情况,予以升级抗生素治疗,即盐酸莫西沙星注射液联合哌拉西林钠他唑巴坦钠(4:1)注射液。哌拉西林钠他唑巴坦钠为β-内酰胺类酶抑制的复合制剂,通过抑制细菌细胞壁的合成而发挥抗菌作用,对革兰氏阳性、革兰氏阴性的需氧和厌氧菌有广谱抗菌活性,同时对产酶的耐药菌也保持较高活性。入院第10天,患者临床症状较前明显好转,准予出院,嘱其出院后仍需按时服药,如有不适及时就诊。

临床药师观点:符合抗感染适应证,方案选择合理,用法用量正确。

【止咳平喘治疗】

参见本章案例一。

三、药学监护要点

1. 抗感染治疗的有效性评价 参见本章案例一。

2. 用药安全性监护

(1)多索茶碱的个体差异比较大,安全范围窄,复方甲氧那明含有氨茶碱,两者合用会引起茶碱蓄积中毒,应注意观察其症状,初期的中毒症状为严重心律失常、阵发性痉挛,如出现中毒症状应暂停用药,但在上述中毒迹象和症状完全消失后仍可继续使用。

(2)厄多司坦、氨溴索这类黏痰溶解剂应避免与强力镇咳药联用。

(3)服用复方甲氧那明后如出现皮疹、皮肤发红、呕吐、食欲缺乏、眩晕、排尿困难等症状时,应停止服药。

(4)莫西沙星常见不良反应为恶心、腹泻、γ-谷氨酰胺(γ-

GT)增高。少见的不良反应包括室性心动过速、低血压、水肿、抗生素所致结肠炎,各种临床表现的癫痫发作、幻觉、肾脏损伤和肾衰竭。哌拉西林钠他唑巴坦钠常见的不良反应有胃肠道反应如腹泻、恶心、呕吐等,也可能发生皮疹,偶致凝血时间延长、PLT聚集异常、凝血酶原时间延长和肝功能异常及胆汁淤积性黄疸,偶见低血钾症状。

(5)告知患者在雾化后进行漱口。

案例三

一、案例回顾

【主诉】

右腹腰侧疼痛5 d,咳嗽、咳痰2 d。

【现病史】

患者,男,60岁。5 d前右脚抽筋后出现右侧上腹部疼痛,呈间歇性绞痛,疼痛剧烈,放射至右侧腰背部,平躺时可诱发,患者自行用双氯芬酸片、伤筋膏未能缓解。2 d前患者出现咳嗽、咳痰,痰呈黄色,痰中带血丝,咳嗽时疼痛加重,并自诉气促、畏寒,无夜间阵发性呼吸困难,无明显发热、盗汗、心悸,无胸痛。2015年5月13日下午患者疼痛难忍,来急诊就诊,查急诊尿常规:pH 5.0(↓),蛋白质(＋＋＋＋),酮体(＋),尿胆原(＋＋),胆红素(＋)。上腹部CT检查(2015年5月13日):① 两侧肾周明显渗出。② 右肺中叶、两肺下叶炎症。③ 右侧少量胸腔积液。④ 两侧胸膜增厚。盆腔CT检查:① 前列腺钙化灶。② 右侧结肠旁沟少量积液。急诊以注射用头孢替安、左氧氟沙星注射液抗炎治疗。症状改变不明显,今为进一步诊疗,急诊以"肺炎"收住入院。

【既往史】

糖尿病病史7年,平素服用格列吡嗪控释片1粒 b.i.d.、盐酸二甲双胍片1粒 q.d.,血糖控制不佳。

【社会史、家族史、过敏史】

父母皆有糖尿病。

【体格检查】

T：36℃；P：78次/min；R：18次/min；BP：159/74 mmHg。

双肺呼吸音清，未闻及干、湿啰音，右肺呼吸音低，未闻及明显干、湿啰音。HR 80次/min，心律齐，未闻及心脏杂音。

【实验室检查及其他辅助检查】

1. 实验室检查　见现病史；血气分析：PaO_2 61.7 mmHg，$PaCO_2$ 34.8 mmHg，SaO_2 92.0%。

2. 其他辅助检查　见现病史。

【诊断】

(1) 社区获得性肺炎。

(2) 2型糖尿病。

【用药记录】

1. 抗感染　注射用头孢美唑钠 2 g iv.gtt q12h.(d1-3)；左氧氟沙星注射液 0.5 g iv.gtt q.d.(d1-5)；克林霉素磷酸酯注射液 0.6 g iv.gtt b.i.d.(d4-14)；注射用头孢吡肟 2 g iv.gtt b.i.d.(d6-14)。

2. 祛痰平喘　注射用多索茶碱 0.2 g iv.gtt q12h.(d1-13)；盐酸氨溴索注射液 90 mg iv.gtt q.d.(d1-14)；硫酸特布他林雾化液 5 mg 雾化吸入 q12h.(d1-14)；吸入用乙酰半胱氨酸溶液 0.6 g 雾化吸入 q12h.(d1-14)；布地奈德混悬液 2 mg 雾化吸入 q12h.(d1-14)；标准桃金娘油胶囊 300 mg p.o. q8h.(d1-14)；复方甲氧那明胶囊 2 co p.o. q8h.(d1-14)。

3. 降糖　格列吡嗪控释片 5 mg p.o. q12h.(d1-14)；盐酸二甲双胍片 500 mg p.o. q12h.(d1-2)；伏格列波糖片 0.3 mg p.o. q12h.(d3-14)。

4. 其他　大黄碳酸氢钠片 2 co p.o. q8h.(d1-3)。

【药师记录】

入院第2天：患者查血常规示 WBC 9.54×10^9/L(↑)，RBC

$3.99 \times 10^9/L(\downarrow)$，Hb 121 g/L($\downarrow$)，PLT $263 \times 10^9/L$，NEUT% 68.6%，Ly% 22.1%，ESR 60 mm($\uparrow$)。尿常规：蛋白质（＋＋），尿葡萄糖（＋＋＋＋），酮体（＋＋），尿隐血（－），RBC（镜检）0个/μL，WBC（镜检）0个/μL，尿胆原（＋＋＋），胆红素（＋）。血凝：纤维蛋白原5.74 g/L($\uparrow$)，D-dimer 1.13 mg/L($\uparrow$)。免疫：结核抗体（－），肺炎支原体抗体（－），乙肝表面抗体（＋），CRP＞211 mg/L($\uparrow$)，PCT 0.43 ng/mL，癌胚抗原等抗原标志物均在正常范围内。变应原检测对户尘螨、桑树、苋呈弱阳性。辅助检查：胸部CT平扫示① 右肺中叶、下叶及左肺下叶前基底段炎症性改变；② 左肺下叶后基底段慢性炎症性改变；③ 右侧胸腔及斜裂间有少量积液，部分包裹，肺下叶部分膨胀不全。患者肿瘤标志物及肺癌筛查均阴性，排除阻塞性肺炎的因素。患者糖尿病控制欠佳，尿常规蛋白质（＋＋），尿葡萄糖（＋＋＋＋），酮体（＋＋），尿隐血（－），RBC（镜检）0个/μL，WBC（镜检）0个/μL，尿胆原（＋＋＋），胆红素（＋），特请内分泌科会诊。下午行胸腔穿刺，抽出淡红色胸腔积液共30 mL，送检常规、生化、腺苷脱氢酶、癌胚抗原，患者无不适，安返病房。患者咳嗽、咳痰减轻，48 h内初始治疗方案有效，目前继续原抗感染方案治疗。

入院第3天：患者查尿常规示蛋白质（＋），尿葡萄糖（＋＋＋＋），酮体（＋＋＋），尿隐血（－），RBC（镜检）0个/μL，WBC（镜检）0个/μL，尿胆原（＋＋），胆红素（－）。胸腔积液：Rivalta试验(李凡他试验)（＋＋＋），腺苷脱氢酶26 U/L($\uparrow$)，余正常。便常规无异常。患者诉右侧腰腹部疼痛，CT平扫检查示两侧肾周明显渗出。

注射用头孢美唑钠引起肾毒性较少见，其他药物均无肾毒性，根据CT结果，考虑为肾脏原发疾病引起的肾功能异常。患者持续尿糖、血尿，肾内科会诊建议行尿培养、血培养，加用抗革兰氏阳性菌抗生素。李凡他试验证明胸膜腔内液体为渗出液，而渗出液多由感染引起，因此继续进行抗感染治疗。患者血糖控制仍不佳,停用盐酸二甲双胍片,改用伏格列波糖片,两药均不刺激胰岛素分泌,对肝肾功能和血脂无不良影响,伏格列波糖片尤适用于以餐后2 h血糖升高为主的2型糖尿病;盐酸二甲双胍片更适用于以空腹血糖升高为主的2型糖尿病。

入院第4天:患者呼吸道症状改善明显,但持续血尿、蛋白尿,CT示双肾周明显渗出,双肾炎症仍未得到有效控制。根据肾内科会诊意见,停用注射用头孢美唑钠,改用抗革兰氏阳性菌和厌氧菌疗效更好的克林霉素磷酸酯注射液,其余治疗不变。

入院第6天:患者偶有咳嗽、咳痰,痰量少,不易咳出,右上腹、腰背部仍有疼痛,咳嗽时加重,无发热,无憋喘、呼吸困难、胸痛等不适症状。精神佳,饮食可,夜晚可平静入睡,二便正常。实验室检查:痰培养未检出真菌。血凝:纤维蛋白原4.90 g/L(↑),D-dimer 2.48 mg/L(↑)。CRP 78.09 mg/L(↑)。血常规示WBC 11.21 × 10^9/L(↑),RBC 3.91 × 10^9/L(↓),Hb 115 g/L(↓),PLT 366 × 10^9/L(↑),NERT% 75.2%(↑),Ly% 18.8%(↓)。胸部X线示右下肺野炎症性改变,右侧胸腔少量积液,左下肺胸膜增厚。胸部X线示左肺炎症已吸收,右肺炎症明显好转。但患者腰背部疼痛缓解不明显,白细胞和中性粒细胞仍高,已根据肾内科会诊意见加用抗革兰氏阳性菌抗生素,由于肾部感染最常由大肠埃希菌引起,故停用左氧氟沙星注射液,升阶梯使用注射用头孢吡肟,其抗阴性杆菌的能力更强。余治疗措施不变。

入院第14天:患者偶有咳嗽、咳痰,痰量少,不易咳出,右上腹、腰背部症状基本消失,无发热,无憋喘、呼吸困难、胸痛等不适症状。精神佳,饮食可,夜晚可平静入睡,二便正常。实验室检查:CRP 15.5 mg/L(↑)。血常规示WBC 10.52 × 10^9/L(↑),RBC 4.41 × 10^9/L,PLT 451 × 10^9/L(↑),NEUT% 68.3%,Ly% 23.4%。患者已抗感染治疗2周,肺部炎症已基本吸收,肾脏症状基本好转,但CRP及WBC仍高,考虑可自行口服抗感染药物巩固治疗,准予出院。

出院带药：头孢丙烯片 0.5 g 餐后 p.o. b.i.d.；标准桃金娘油胶囊 0.3 g 餐后 p.o. t.i.d.；复方甲氧那明胶囊 2 co 餐后 p.o. t.i.d.；格列吡嗪控释片 5 mg 餐中 p.o. t.i.d.；阿卡波糖片 50 mg 餐中 p.o. t.i.d.。

二、案例分析

【抗感染治疗】

患者为老年男性，咳嗽、咳痰，伴右侧腰背部疼痛，查血常规及CRP均高，上腹部CT示右肺中叶两肺下叶炎症，两侧肾周明显渗出，符合社区获得性肺炎诊断。患者入院前给予头孢替安注射液、左氧氟沙星注射液抗炎治疗，由于感染较重、疗程短等而疗效不明显，因此收入呼吸科给予规范治疗。入院后给予注射用头孢美唑钠＋乳酸左氧氟沙星注射液抗感染，抗菌谱覆盖革兰氏阳性菌、革兰氏阴性菌、耐药菌、厌氧菌及非典型病原体。治疗2 d后咳嗽、咳痰明显减轻，初始治疗有效。但患者持续腰背部疼痛，尿常规持续蛋白尿，考虑肾脏炎症未得到有效控制，请肾内科会诊后，给予克林霉素磷酸酯注射液＋注射用头孢吡肟升阶梯治疗，加强对革兰氏阳性菌及革兰氏阴性菌的抗感染治疗，疗程为2周。升阶梯治疗后，患者腰背部疼痛明显缓解。考虑患者肺部炎症基本吸收，肾脏炎症得到控制，虽查血CRP及WBC仍稍高，给予院外口服头孢丙烯片继续抗感染治疗。

临床药师观点：符合抗感染适应证，方案选择合理，用法用量正确。

【止咳祛痰治疗】

参见本章案例一。

【2型糖尿病治疗】

患者有糖尿病，给予3种降糖药：① 格列吡嗪控释片是磺酰脲类降糖药。磺酰脲类降糖药物在发挥对胰岛 B 细胞的作用时，必须先与胰岛 B 细胞表面的磺酰脲受体相结合，然后与胰岛 B 细胞表面的ATP敏感钾通道偶联，使此通道关闭，细胞膜去极化，从而释放胰岛素。因此,磺酰脲类降糖药物能刺激胰岛B细胞释放胰岛素,从而降低血糖,同时可以促进肝糖原合成,减少肝糖的产生,并能减缓肝脏葡萄糖向血液中的释放速度。同时,磺酰脲类降糖药物可使周围组织对葡萄糖的摄取、利用增加,并可增加细胞膜上胰岛素受体的数量,从而使机体的胰岛素敏感性增加。其用于胰岛功能尚存的2型糖尿病且单用饮食控制无效者。② 二甲双胍片,首先用于单纯饮食控制及体育锻炼治疗无效的2型糖尿病,特别是肥胖的2型糖尿病。其可与磺酰脲类降糖药物合用,具协同作用。其作用机制可能是促进脂肪组织摄取葡萄糖,降低葡萄糖在肠的吸收及糖原异生,抑制胰高血糖素释放等。③伏格列波糖片,适应证为改善糖尿病餐后高血糖,是糖苷酶抑制剂类新型口服降糖药物,其降糖机制是在小肠上皮刷状缘与糖类竞争水解糖类的糖苷水解酶,从而减慢糖类水解产生葡萄糖的速度并延缓葡萄糖的吸收。其适用于患者接受饮食疗法、运动疗法后没有得到明显效果时,或者患者除饮食疗法、运动疗法外还用口服降糖药物或胰岛素制剂而没有得到明显效果时。患者经饮食疗法后,血糖仍得不到控制,平素服用格列吡嗪控释片及二甲双胍片血糖控制不理想,加用伏格列波糖片,同时密切监测血糖浓度。

临床药师观点:患者有7年糖尿病史,平素血糖控制不佳,入院后尿糖持续阳性,口服降糖药疗效不佳,临床药师建议患者加用胰岛素以调控血糖。

三、药学监护要点

1. 抗感染治疗的有效性评价　参见本章案例一。

2. 用药安全性监护

(1)使用头孢美唑可出现恶心、呕吐和腹泻等胃肠道反应,还可见皮疹、发热等过敏反应,偶见过敏性休克症状,偶致肝肾毒性(肝肾功能异常)。长期用药时可致菌群失调,发生二重感染。该品静脉给药时可致注射部位局部红肿、疼痛、硬结,严重者可致血栓性静脉炎,应进行不良反应监测。

（2）使用左氧氟沙星也可导致胃肠道反应，如腹部不适或疼痛、腹泻、恶心或呕吐。中枢神经系统反应可有头昏、头痛、嗜睡或失眠。过敏反应有皮疹、皮肤瘙痒，偶可发生渗出性多形性红斑及血管神经性水肿。光敏反应较少见。应注意监测。

（3）克林霉素不良反应中假膜性小肠结肠炎发生率最高，其次为胃肠道反应和过敏反应，可出现一过性粒细胞减少和转氨酶升高，应密切监测。

（4）头孢吡肟可能有关的不良反应主要是腹泻、皮疹和注射局部反应如静脉炎、注射部位疼痛和炎症。其他不良反应包括恶心、呕吐、过敏、瘙痒、发热、感觉异常和头痛。有关的实验室检查异常多为一过性，停药即可恢复。

（5）茶碱治疗窗较窄，用量过多可引起中毒。复方甲氧那明是复方制剂，含有氨茶碱，与多索茶碱同时使用时会引起茶碱积蓄中毒，应予以监护。喹诺酮类药物与茶碱类药物合用时能由于细胞色素P450结合部位的竞争性抑制，导致茶碱类药物的肝消除明显减少，血消除半衰期明显延长，血药浓度升高，也容易出现茶碱中毒现象。当茶碱血药浓度超过20 mg/L时，易发生不良反应，包括胃肠道不良反应和中枢兴奋，如恶心、呕吐、震颤、不安、激动、抽搐、心悸等。应密切监护。

（6）氨溴索快速滴注可引起头痛、腿部疼痛及疲乏无力感。

（7）患者吸入布地奈德后，会有80%～90%药物沉积在咽部并吞咽到胃肠道，可产生咽部或全身不良反应。长期用药时，药物在咽部和呼吸道存留可引起声音嘶哑、声带萎缩变形、诱发口咽部念珠菌感染等，故吸入后必须立即漱口。

第三节　主要治疗药物

一、常用治疗方案

社区获得性肺炎初始经验性抗感染治疗方案见表2-1。

表2-1　社区获得性肺炎初始经验性抗感染治疗方案

治疗方式	患病人群	抗感染药物选择
门诊治疗（推荐口服给药）	无基础病、青壮年	青霉素/酶抑制剂；第一代头孢、第二代头孢；呼吸喹诺酮类；大环内酯类
	有基础疾病或老年人（≥65岁）	青霉素/酶抑制剂；第二代头孢、第三代头孢（口服）；呼吸喹诺酮类；青霉素/酶抑制剂、第二代头孢、第三代头孢联合大环内酯类
需入院治疗，但不必收住ICU（可选静脉或口服给药）	无基础病、青壮年	青霉素/酶抑制剂；第二代头孢、第三代头孢、头霉素类、氧头孢烯类；呼吸喹诺酮类；大环内酯类；青霉素/酶抑制剂、第二代头孢、第三代头孢、头霉素、氧头孢烯联合大环内酯类
	有基础疾病或老年人（≥65岁）	青霉素/酶抑制剂、第三代头孢或其酶抑制剂复合物、头霉素类、氧头孢烯类、碳青霉烯类、上述药物单用或联合大环内酯；呼吸喹诺酮类
需收住ICU（推荐静脉给药）	无基础病、青壮年	青霉素/酶抑制剂、第三代头孢、头霉素类、氧头孢烯类、碳青霉烯类联合大环内酯；呼吸喹诺酮类
	有基础疾病或老年人（≥65岁）	青霉素/酶抑制剂、第三代头孢或其酶抑制剂复合物、碳青霉烯类、上述药物联合大环内酯类或呼吸喹诺酮类

治疗方式	患病人群	抗感染药物选择
需住院或收住ICU	有铜绿假单胞菌感染危险因素；有结构性肺病患者	具有抗铜绿假单胞菌活性的喹诺酮类、β-内酰胺类单用或两药联合；也可上述两药加上氨基糖苷类三药联合

二、主要治疗药物

社区获得性肺炎主要治疗药物见表2-2。

表2-2 社区获得性肺炎主要治疗药物

名称	适应证	用法用量	禁忌证	注意事项
头孢美唑	头孢美唑对β-内酰胺酶高度稳定，对产β-内酰胺酶及不产β-内酰胺酶的敏感菌具有相同的抗菌活性。对金黄色葡萄球菌、大肠埃希菌、肺炎杆菌、奇异变形杆菌有良好的抗菌作用，另外，对消化链球菌等厌氧菌也显示出很强的抗菌作用。用于呼吸系统感染、肺炎、支气管炎、胆道感染等	成人：1～2 g i.v./iv.gtt b.i.d.。小儿：25～100 mg/(kg·d)，分2～4次i.v.或iv.gtt。难治性或严重感染症，可将1日量成人增至4 g、小儿增至150 mg/kg，分2～4次给药	孕妇或可能妊娠的妇女，仅在治疗的有益性超过危险性时方可给药。对老年患者，应在注意以下因素的同时，考虑用量和给药间隔等因素，慎重给药：①老年患者因生理功能降低，易发生不良反应。②老年患者因维生素K缺乏可能有出血倾向	对本剂成分有休克史的患者不得用药。对本剂成分或头孢类抗生素有过敏史患者原则上不得用药时应慎用。此类患者用药有可能引起休克，故应仔细问诊，用药前以进行皮肤反应为宜。给药期间及给药后至少1周避免饮酒

名称	适应证	用法用量	禁忌证	注意事项
阿莫西林钠舒巴坦钠	阿莫西林为广谱抗生素，舒巴坦是一种不可逆的β-内酰胺酶抑制剂。适用于产酶耐药菌引起的感染性疾病，如尿道炎、尿路感染、急性支气管炎、肺炎等	成人剂量：每次0.75（阿莫西林0.5 g，舒巴坦0.25 g）～1.5 g（阿莫西林1.0 g，舒巴坦0.5 g），3～4次/d。根据病情可增加剂量，但舒巴坦每日最大剂量不能超过4.0 g	孕妇及哺乳期妇女不推荐使用本品	用前需做青霉素的皮试。丙磺舒、阿司匹林、吲哚美辛、磺胺药等可降低肾小管分泌阿莫西林，减少阿莫西林排泄，升高阿莫西林的血药浓度。氯霉素、红霉素、四环素、磺胺类抗生素可影响青霉素类药品的杀菌效果，不宜与本品合用。本品与重金属，特别是铜、锌和汞有配伍禁忌
左氧氟沙星	左氧氟沙星是具有广谱作用和抗菌活性的8-甲基氟喹诺酮类抗菌药。对革兰氏阳性细菌、革兰氏阴性细菌、厌氧菌、抗酸菌和非典型微生物如支原体、衣原体和军团菌有广谱抗菌活性。用于呼吸系统感染、泌尿生殖系统感染、肠道感染等	成人0.5 g p.o./iv.gtt q.d.	高度肾功能障碍患者、有癫痫等痉挛性疾病史者、对喹诺酮类有过敏史者及高龄患者慎用。对喹诺酮类药物过敏者、孕妇、哺乳期妇女及18岁以下患者禁用	本品大剂量应用或尿pH在7以上时可发生结晶尿。为避免结晶尿的发生，宜多饮水，保持24 h排尿量在1 200 mL以上。肾功能减退者需根据肾功能调整给药剂量。应用本品时应避免过度暴露于阳光和人工紫外线下，如发生光敏反应或其他过敏症状需停药。原有中枢神经系统疾患者，如癫痫及癫痫病史者均应避免应用。本品不宜与其他药物同瓶静脉滴注，或在同一根静脉输液管内进行静脉滴注，滴注时间为每100 mL至少60 min

名称	适应证	用法用量	禁忌证	注意事项
莫西沙星	莫西沙星是具有广谱作用和抗菌活性的8-甲氧基氟喹诺酮类抗菌药。莫西沙星在体外显示出对革兰氏阳性细菌、革兰氏阴性细菌、厌氧菌、抗酸菌和非典型微生物如支原体、衣原体和军团菌均有广谱的抗菌活性。用于成人（≥18岁）上呼吸道和下呼吸道感染，如急性鼻窦炎、慢性支气管炎急性发作、社区获得性肺炎及皮肤和软组织感染	p.o./iv.gtt 400 mg q.d.。社区获得性肺炎口服疗程为10 d；静脉滴注序贯给药推荐的总疗程为7～14 d	对喹诺酮类药物过敏者、孕妇、哺乳期妇女及18岁以下患者禁用	使用喹诺酮类药物可诱发癫痫的发作，对已知或怀疑有能导致癫痫发作或降低癫痫发作阈值的中枢神经系统疾病的患者，莫西沙星在使用过程中要注意防止癫痫发作。患有肝功能严重损伤患者不推荐使用本品。使用喹诺酮类治疗时有可能出现肌腱炎和肌腱断裂，特别是在老年患者和使用激素治疗的患者中。一旦出现疼痛或炎症，患者需要停止服药并休息患肢。光敏感性，其他喹诺酮类有导致光过敏的报道，建议患者避免在紫外线及日光下过度暴露
阿奇霉素	对革兰氏阳性菌有较强的抑制作用，对革兰氏阴性菌、支原体、衣原体等也有一定抑制作用。用于咽炎、扁桃体炎、肺炎等	社区获得性肺炎：i.v., 500 mg q.d., 2～5 d，然后改为口服剂型，500 mg q.d., 7～10 d为1个疗程	肝功能不全者、孕妇及哺乳期妇女慎用	注射剂用药期间如果发生过敏反应（如血管神经性水肿、皮肤反应、史-约综合征及毒性表皮坏死等）应立即停药并采取适当治疗措施。每次滴注时间不少于60 min，滴注液浓度不得高于2.0 mg/mL应避免与中枢性

（续表）

名称	适应证	用法用量	禁忌证	注意事项
盐酸氨溴索	增加呼吸道的分泌，促进肺部表面活性物质的产生，加强纤毛摆动，故起到改善排痰功能的作用。适用于痰液黏稠不易咳出者	注射剂：① 成人及12岁以上儿童，15 mg b.i.d.或t.i.d.；严重病例可增至每次30 mg。② 6～12岁儿童，15 mg b.i.d.或t.i.d.。③ 2～6岁儿童，7.5 mg t.i.d.。④ 2岁以下儿童，每日2次，每次7.5 mg	孕妇慎用	镇咳药(如右美沙芬等)同时使用，以免稀化的痰液堵塞气道
复方甲氧那明胶囊	用于哮喘和喘息性支气管炎，以及其他呼吸系统疾病引起的咳嗽、咳痰、喘息等症状	15岁以上，2粒 p.o. t.i.d.，饭后。8岁以上15岁未满，1粒 p.o. t.i.d.	哺乳期妇女禁用，孕妇慎用。未满8岁的婴幼儿童禁用	服用本品后出现皮疹、发红、呕吐、食欲缺乏、眩晕、排尿困难等症状时，应停止服药并请教医师。心脏疾病、高血压或高龄者、青光眼、甲状腺功能亢进症(甲亢)、排尿困难者及正在接受治疗者需遵医嘱服用。服用本品后，有时可引起困倦，故不要驾驶或操作机械。发热中的儿童及有痉挛史的儿童应在医师指导下服用本品。哮喘危象、严重心血管疾病患者禁用

(续表)

名称	适应证	用法用量	禁忌证	注意事项
多索茶碱	哮喘、喘息性慢性支气管炎及其他支气管痉挛引起的呼吸困难	成人200 mg 2 h,以25%葡萄糖注射液稀释至40 mL缓慢静脉注射,时间应在20 min以上,5～10 d为1个疗程或遵医嘱。也可300 mg q.d.,加入5%葡萄糖注射液或0.9%氯化钠注射液100 mL中,缓慢静脉滴注	孕妇慎用,哺乳期妇女禁用,老年人慎用	剂量要视个体病情变化选择最佳剂量和用药方法,并监测血药浓度。心脏病、高血压、老年人及严重血氧供应不足、甲亢、慢性肺源性心脏病、心脏供血不足、心律失常、肝病、消化性溃疡、肾功能不全或合并感染的患者须慎用。注意监测血药浓度(在10 μg/mL范围内治疗有效,20 μg/mL以上为中毒浓度)
厄多司坦胶囊	适用于急性和慢性支气管炎,痰液黏稠所致呼吸道阻塞	300 mg p.o. b.i.d.	严重肝肾功能不良的患者慎用	消化性溃疡患者应在医师指导下服用
标准桃金娘油胶囊	黏液溶解性祛痰药。适用于急、慢性鼻窦炎和支气管炎	成人:① 急性患者,300 mg p.o. b.i.d./t.i.d. ② 慢性患者,300 mg b.i.d.	孕妇无危险性。哺乳期妇女慎用	高剂量的中毒反应有头晕、恶心、腹痛,严重时可出现昏迷和呼吸障碍。严重中毒后心血管并发症罕见。解救措施:使用液状石蜡3 mL/kg体重;5%碳酸氢钠溶液洗胃,并吸氧
孟鲁司特钠片	适用于15岁以上成人哮喘的预防和长期治疗,减轻季节性过敏性鼻炎引起的症状	10 mg q.d.睡前服用	孕妇及哺乳期妇女慎用	不应用于治疗急性哮喘发作。不应用本品突然取代吸入或口服皮质类固醇

常见疾病临床药学监护案例分析——呼吸系统疾病分册

名称	适应证	用法用量	禁忌证	注意事项
硫酸特布他林雾化液	用于缓解哮喘、慢性支气管炎、肺气肿及其他肺部疾病所合并的支气管痉挛	剂量应个体化。成人及20 kg以上儿童：经雾化器吸入1小瓶即5 mg（2 mL）的药液，每日3次。20 kg以下的儿童：经雾化器吸入半小瓶即2.5 mg（1 mL）的药液，每日最多可给药4次	孕妇慎用。严重的心血管疾病、未得到控制的甲状腺毒症、未经治疗的低钾血症及易患窄角性青光眼的患者应谨慎使用。运动员慎用	只能通过雾化器给药
乙酰半胱氨酸溶液	适用于慢性支气管炎等咳嗽有黏痰而不易咳出的患者	口服：临用前加少量温水溶解，混匀服用，或直接口服。成人：2包t.i.d.。儿童：1包b.i.d.或t.i.d.或q.i.d.。喷雾：以0.9%氯化钠注射液配成10%溶液喷雾吸入，1～3 mL b.i.d./t.i.d.	老年患者或伴有严重呼吸功能不全者慎用。哮喘患者禁用	消化性溃疡患者应在医师指导下使用
布地奈德混悬液	用于非糖皮质激素依赖性或糖皮质激素依赖性的哮喘和哮喘性慢性支气管炎患者	剂量应个体化。起始剂量：① 成人，1～2 mg b.i.d.。② 儿童，0.5～1 mg b.i.d.。维持剂量：① 成人，0.5～1 mg b.i.d.。② 儿童，0.25～0.5 mg b.i.d.	孕妇及哺乳期妇女缺乏资料。2岁以下儿童应慎用或不用	不能用于缓解哮喘急性发作；肝功能下降可影响糖皮质激素的清除；肺结核患者使用本品可能需慎重考虑

第四节 案例评述

一、临床药学监护要点

（一）抗感染治疗

1. 适应证的审核 社区获得性肺炎抗感染治疗的目的是控制病原体，预防和处理并发症。应及早根据流行病学资料给予经验性抗菌治疗，并重视病情评估和病原体检查。初始经验性治疗要求尽可能覆盖社区获得性肺炎的最常见病原体，且按病情严重程度进行分级，选择相应抗感染方案，减少不必要的住院和缩短住院时间。首剂抗感染药物争取在诊断社区获得性肺炎后尽早使用，以改善疗效、降低病死率、缩短住院时间。

2. 社区获得性肺炎常见病原菌及抗感染方案的选择 具体见表2-3。

表2-3 社区获得性肺炎常见病原菌及抗感染方案的选择

地 点	人 群	常见病原菌	可选择抗菌药物
门诊 （口服给药）	无基础疾病患者、青壮年	肺炎链球菌、肺炎支原体、流感嗜血杆菌、肺炎衣原体、病毒、卡他莫拉菌	氨基青霉素、青霉素类/酶抑制剂复合物，第一代、二代头孢菌素，多西环素或米诺环素，呼吸喹诺酮类，大环内酯类

地　点	人　群	常见病原菌	可选择抗菌药物
门诊 （口服给药）	有基础疾病患者或老年人（年龄≥65岁）	肺炎链球菌、流感嗜血杆菌、肺炎克雷伯菌等肠杆菌科菌，肺炎衣原体，病毒，卡他莫拉菌	青霉素类/酶抑制剂复合物，第二代、第三代头孢菌素（口服），呼吸喹诺酮类，青霉素类/酶抑制剂复合物，第二代、第三代头孢菌素联合多西环素、米诺环素或大环内酯类
住院，不必收住ICU（i.v./p.o.）	无基础疾病、青壮年	肺炎链球菌、流感嗜血杆菌、卡他莫拉菌、金黄色葡萄球菌、肺炎支原体、肺炎衣原体、病毒	青霉素，氨基青霉素，青霉素类/酶抑制剂复合物，第二代、第三代头孢菌素，头霉素，氧头孢烯类联合多西环素、米诺环素或大环内酯类，呼吸喹诺酮类，大环内酯类
	有基础疾病患者或老年人（≥65岁）	肺炎链球菌、流感嗜血杆菌、肺炎克雷伯菌等肠杆菌科菌，病毒，嗜卡他莫拉菌，厌氧菌，军团菌	青霉素类/酶抑制剂复合物、第三代头孢菌素或其酶抑制剂复合物、头霉素类、氧头孢烯类、厄他培南等碳青霉烯类单用或联合大环内酯类，呼吸喹诺酮类
需收住ICU（推荐静脉给药）	无基础疾病、青壮年	肺炎链球菌、金黄色葡萄球菌、流感病毒、腺病毒、军团菌	青霉素类/酶抑制剂复合物、第三代头孢菌素、头霉素类、氧头孢烯类、厄他培南联合大环内酯类，呼吸喹诺酮类
	有基础疾病患者或老年人（≥65岁）	肺炎链球菌、军团菌、肺炎克雷伯菌等肠杆菌科菌，金黄色葡萄球菌，厌氧菌，病毒	青霉素类/酶抑制剂复合物、第三代头孢菌素或其酶抑制剂的复合物、厄他培南等碳青霉烯类联合大环内酯类或呼吸喹诺酮类

地 点	人 群	常见病原菌	可选择抗菌药物
需收住ICU（推荐静脉给药）	有铜绿假单胞菌危险因素	铜绿假单胞菌、肺炎链球菌、军团菌、肺炎克雷伯菌等肠杆菌科菌，金黄色葡萄球菌，厌氧菌，病毒	具有铜绿假单胞菌活性的β-内酰胺类、喹诺酮类，具有抗假单胞菌活性的β-内酰胺类联合有抗假单胞菌活性的喹诺酮类或氨基糖苷类，具有抗假单胞菌活性的β-内酰胺类、氨基糖苷类、喹诺酮类三药联合

3. 抗菌药物剂量和给药途径的确定 抗菌药物的剂量选择应根据感染部位、严重程度,并考虑吸收、分布、代谢和排泄等药代动力学特性,这些因素决定了每种药物的给药剂量及给药间隔。对于时间依赖性抗菌药物如β-内酰胺类药物,抗菌效果与药物浓度维持在最低抑菌浓度(MIC)以上的时间有关,应1 d多次给药;体外研究显示,当氨基糖苷类和氟喹诺酮类药物的浓度超过MIC时,浓度越高,杀菌效果越好,因此这两类药物应1 d足量给药。

抗菌药物剂型有片剂、混悬剂、胶囊剂和注射剂。给药途径:轻症感染可接受口服给药者,应首选口服药物;重症感染初始治疗应予静脉给药,以确保药效,病情好转能口服时应及早转为口服给药。抗菌药物应尽量避免局部给药,皮肤黏膜局部使用抗菌药物后很少被吸收,在感染部位不能达到有效浓度,反易引起过敏反应或产生耐药菌,因此治疗全身性感染或脏器感染时应避免局部使用抗菌药物。

4. 抗感染给药疗程的确定 抗感染治疗一般可于热退2～3 d且主要呼吸道症状明显改善后停药,但疗程应视病情严重程度、缓解速度、并发症及不同病原体而异,不必以肺部阴影吸收程度作为停用抗菌药物的指征。通常轻、中度社区获得性肺炎患者疗程为5～7 d,重症及伴有肺外并发症患者可适当延长抗感染疗程。非典型病原体治疗反应较慢者疗程延长至10～14 d。金黄色葡萄球菌、铜绿假单胞菌、克雷伯菌属或厌氧菌等容易导致肺组织坏死,抗菌药物疗程可延长至14～21 d。

(二) 对因及对症治疗

1. 化痰药 社区获得性肺炎患者因气道细菌负荷,会有咳黏痰表现,可给予祛痰治疗。

盐酸氨溴索为多糖纤维分解剂,能够分解糖蛋白的多糖纤维部分,使其断裂致痰黏稠度降低,并可增加支气管腺体分泌,刺激肺泡表面活性物质的生成,增加浆液腺的分泌,以利于支气管上皮修复,改善纤毛上皮黏液层的运输功能,同时可使抗菌药物进一步渗入痰液中,使痰液稀释,易于咳出。

标准桃金娘油可重建上、下呼吸道黏液纤毛清除系统的清除功能,从而稀化和碱化黏液,增强黏液纤毛运动,黏液移动速度显著增加,促进痰液排出。此外,标准桃金娘油具有抗炎作用,能通过减轻支气管黏膜肿胀而起到舒张支气管的作用。标准桃金娘油对细菌和真菌亦具有杀菌作用。

厄多司坦为黏液溶解剂,通过肝脏代谢成含游离巯基的活性物质而发挥黏痰溶解作用,含游离巯基的代谢产物使支气管分泌物黏蛋白的二硫键断裂,从而有利于痰液排出。

乙酰半胱氨酸溶液为黏液溶解剂,其分子中所含的巯基(—SH)能使痰液中糖蛋白多肽链中的二硫键(—S—S—)断裂从而降低痰液黏度,促进痰排出。雾化吸入也达到湿化气道、稀释痰液的目的。雾化吸入乙酰半胱氨酸,不仅能溶解白痰也能溶解脓性痰,适用于因大量黏痰引起呼吸困难及咳痰困难的疾患,对脓性痰液中的DNA也具有一定的降解作用。

2. 平喘药 雾化吸入特布他林可选择性激动β_2受体而使支气管扩张,吸入5 min方起效,作用可持续4～6 h。

布地奈德是一种具有高效局部抗炎作用的糖皮质激素。它能增强内皮细胞、平滑肌细胞和溶酶体膜的稳定性，抑制免疫反应和降低抗体合成，从而使组胺等过敏活性介质的释放减少和活性降低，并能减轻抗原抗体结合时激发的酶促过程，抑制支气管收缩物质的合成和释放，从而减轻平滑肌的收缩反应。

多索茶碱为甲基黄嘌呤的衍生物，直接松弛支气管平滑肌，较氨茶碱不良反应少，相对安全，还可以缓解气道高反应性症状。

3. 镇咳药　社区获得性肺炎患者存在气道高反应性，会有咳嗽的症状，可给予镇咳药对症治疗。

复方甲氧那明主要成分为盐酸甲氧那明、那可丁、氨茶碱、马来酸氯苯那敏。盐酸甲氧那明可抑制支气管痉挛，缓解哮喘发作时的咳嗽。那可丁为外周性止咳药，可抑制肺牵张反射引起的咳嗽，兼具兴奋呼吸中枢作用，镇咳一般持续4 h，无成瘾性。氨茶碱亦可抑制支气管痉挛，还可抑制支气管黏膜肿胀，缓解哮喘发作时的咳嗽，使痰易咳出。马来酸氯苯那敏具抗组胺作用，能够抑制上呼吸道炎症引起的咳嗽。复方甲氧那明不仅可以减轻咽喉及支气管炎症等引起的咳嗽，而且可缓解哮喘发作时的咳嗽，有利于排痰。

二、常见用药错误归纳与要点

（一）治疗方案不规范

该患者给予祛痰药盐酸氨溴索注射液，用量为90 mg q.d.。说明书规定为15～30 mg/次，2～3次/d，虽有研究表明大剂量盐酸氨溴索注射液具有抗炎、抗氧化、促进肺泡表面活性物质生成等特殊功能，但同时也会增加过敏反应风险，因此建议按说明书规定给药。

（二）药物相互作用未重视

茶碱治疗窗较窄，用量过多可导致中毒。复方甲氧那明胶囊是复方制剂，含有氨茶碱（每粒含25 mg），与多索茶碱同时使用时可能会引起茶碱蓄积导致中毒,应予以监护。

　　喹诺酮类与茶碱类药物合用时,细胞色素P450结合部位的竞争性抑制导致茶碱类药物的肝消除明显减少,血消除半衰期明显延长,血药浓度升高,容易出现中毒现象,应密切监护。

第五节 规范化药学监护路径

　　社区获得性肺炎是指在医院外罹患的感染性肺实质（含肺泡壁，即广义上的肺间质）炎症，包括具有明确潜伏期的病原体感染在入院后于潜伏期内发病的肺炎。因此，为了使抗感染和对症治疗达到最佳效果，并确保患者用药安全，临床药师要按照个体化治疗的要求，依据规范化药学监护路径，开展具体的药学监护工作。

　　现参照社区获得性肺炎临床路径（clinical pathway，CP）中的临床治疗模式与程序，建立社区获得性肺炎治疗的药学监护路径（pharmaceutical care pathway，PCP）（表2-4）。意义在于规范临床药师对社区获得性肺炎患者开展有序、适当的临床药学服务工作，并以其为导向为患者提供个体化的药学服务。

表2-4 社区获得性肺炎药学监护路径

　　适用对象：第一诊断为社区获得性肺炎（ICD-10）

　　患者姓名：_____　　性别：_____　　年龄：_____

　　门诊号：_____　　　住院号：_____

　　住院日期：___年___月___日

　　出院日期：___年___月___日

　　标准住院日：10 d内

时　间	住院第1天	住院第48～72小时	维持阶段	（出院日）
主要诊疗工作	□ 药学问诊(附录1) □ 初始治疗方案分析 □ 制订监护计划	□ 抗感染疗效分析 □ 完善药学评估(附录2) □ 药历书写(附录3)	□ 医嘱审核 □ 疗效评价 □ 不良反应监测 □ 用药注意事项	□ 药学查房 □ 完成药历书写(附录3) □ 出院用药教育
重点监护内容	□ 一般患者信息 □ 药物安全性 □ 药物相互作用审查	治疗效果评估 既往病史评估 用药依从性评估	**病情观察** □ 参加医师查房,注意病情变化 □ 药学独立查房,观察患者药物反应,检查药物治疗相关问题 □ 查看检查、检验报告指标变化 □ 检查患者服药情况 □ 药师记录 **监测指标** □ 症状 □ 体温 □ 血常规 □ 肝肾功能	**治疗评估** □ 抗感染效果评价 □ 呼吸道症状改善情况 **出院教育** □ 正确用药 □ 患者自我管理 □ 定期门诊随访 □ 监测血常规、肝肾功能、电解质
病情变异记录	□ 无 □ 有,原因: 1. 2.	□ 无 □ 有,原因: 1. 2.	□ 无 □ 有,原因: 1. 2.	□ 无 □ 有,原因: 1. 2.
药师签名				

费轶博　陆文杰

第三章

支气管扩张

第一节 疾病基础知识

【病因和发病机制】

支气管扩张是由各种原因引起的支气管树的病理性、永久性扩张，导致反复发生化脓性感染的气道慢性炎症，临床表现为反复的咳嗽、咳痰，有时伴有咯血，可导致呼吸功能障碍和慢性肺源性心脏病。

1. 病因　支气管扩张并非是一种独立的疾病，多种直接或间接影响支气管防御功能的疾病均可导致支气管扩张的发生，因此，支气管扩张的发病因素较多，其发病可为一种或多种因素同时存在，目前通常将支气管扩张分为先天性支气管扩张与继发性支气管扩张两种。

2. 发病机制　先天性支气管扩张较少见，是指先天性支气管发育不良，存在先天性缺陷或遗传性疾病，使肺的外周不能进一步发育，导致已发育支气管扩张。继发性支气管扩张的主要发病因素是支气管和肺的反复感染、支气管阻塞及支气管受到牵拉。这三种因素相互影响。儿童时期支气管-肺组织感染是支气管扩张最常见的病因。肺部感染使支气管各层组织尤其是平滑肌纤维和弹性纤维遭到破坏，黏液纤毛清除功能降低，削弱了管壁的支撑作用，吸气、咳嗽时管腔压力增加，管腔扩张且呼气时不能回缩，分泌物长期积存于管腔内，反复感染，支气管壁肌层萎缩，软骨破坏、张力下降，在管壁外牵拉力作用下形成持久的扩张。

【诊断要点】

1. 临床表现　咳嗽是最常见的症状，且多伴有咳痰，痰液可为黏液性、黏液脓性。伴有感染时,咳嗽和咳痰量明显增多,可呈黄绿色脓痰,重症患者痰量每日可达数百毫升。听诊闻及局限性湿啰音是支气管扩张的特征性表现,以肺底部多见。支气管扩张常因感染导致急性加重。出现至少一种症状加重(痰量增加或脓性痰、呼吸困难加重、咳嗽增加、肺功能下降、疲劳乏力加重)或出现新症状(发热、胸膜炎、咯血、需要抗菌药物治疗)往往提示支气管扩张出现急性加重。

2. 实验室检查及其他辅助检查

(1)实验室检查

1)血液炎性标志物:血常规WBC和NEUT、ESR、CRP、PCT等可反映疾病活动性及感染导致的急性加重,当细菌感染致支气管扩张急性加重时,WBC升高。

2)血清免疫球蛋白(IgG、IgA、IgM)和血清蛋白电泳:支气管扩张患者气道感染时各种免疫球蛋白均可升高,合并免疫功能缺陷时则可出现免疫球蛋白缺乏。

3)根据临床表现,可选择性进行血清IgE测定、烟曲霉菌皮试、曲霉菌沉淀素检查,以除外变应性支气管肺曲霉病(ABPA)。

4)血气分析可用于评估患者肺功能受损状态,判断是否合并低氧血症和(或)高碳酸血症。

5)微生物学检查:支气管扩张患者均应行下呼吸道微生物学检查。

(2)其他辅助检查

1)胸部X线:疑诊支气管扩张时应首先进行胸部X线检查。绝大多数支气管扩张患者胸部X线异常,可表现为灶性肺炎、散在不规则高密度影、线性或盘状不张,也可有特征性的气道扩张和增厚,表现为类环形阴影或轨道征。但是,胸部X线的敏感度及特异度均较差,难以发现轻症或特殊部位的支气管扩张。

2)胸部高分辨率CT(HRCT)扫描:可确诊支气管扩张,但对轻度及早期支气管扩张的诊断作用尚有争议。支气管扩张的高分辨率CT主要表现为支气管内径与其伴行动脉直径比例的变化,正常值为0.62±0.13,老年人及吸烟者可能差异较大。此外,高分辨率CT还可见到支气管呈柱状及囊状改变,显示气道壁增厚(支气管内径<80%外径)、黏液阻塞、"树芽征"及"马赛克征"。当高分辨率CT扫描层面与支气管平行时,扩张的支气管呈"双轨征"或串珠状改变;当扫描层面与支气管垂直时,扩张的支气管呈环形或厚壁环形透亮影,与伴行的肺动脉形成"印戒征";多个囊状扩张的支气管彼此相邻时,则表现为蜂窝状改变;当远端支气管较近段扩张更明显且与扫描平面平行时,则呈杵状改变。根据高分辨率CT所见支气管扩张可分为四型,即柱状型、囊状型、静脉曲张型及混合型。

3)其他:①纤支镜检查;②肺功能检查。

【治疗】

1. 治疗原则　支气管扩张患者生活质量明显下降,其影响因素包括喘息症状、FEV₁下降、痰量及是否存在铜绿假单胞菌感染。因此,支气管扩张的治疗目的包括确定并治疗潜在临床症状和减少急性加重次数,从而改善患者的生活质量。

2. 治疗方法

(1)物理治疗:可促进呼吸道分泌物排出,提高通气的有效性,维持或改善运动耐力,缓解气短等症状,包括排痰和吸气肌训练。

(2)抗菌药物治疗:支气管扩张患者出现急性加重合并症状恶化,即咳嗽、痰量增加或性质改变、脓痰增加和(或)喘息、气急、咯血及发热等全身症状时,应考虑应用抗菌药物。仅有黏液脓性或脓性痰液或仅痰培养阳性不是应用抗菌药物的指征。许多支气管扩张患者频繁应用抗菌药物,易造成细菌对抗菌药物耐药,且支气管扩张患者气道细菌定植部位易形成生物被膜,阻止药物渗透,因此推荐对大多数患者进行痰培养。急性加重期开始抗菌药物治疗前应送痰培养,在等待培养结果时即应开始经验性抗菌药物治疗。支气管扩张急性加重期初始经验性治疗应针对这些定植菌,根据有无铜绿假单胞菌感染的危险因素[① 近期住院;② 频繁

（每年4次以上）或近期（3个月以内）应用抗生素；③ 重度气流阻塞（$FEV_1 < 30\%$）；④ 口服糖皮质激素（OCS）（最近2周每日口服泼尼松＞2周），至少符合4条中的2条]及既往细菌培养结果选择抗菌药物。无铜绿假单胞菌感染高危因素的患者应立即经验性使用对流感嗜血杆菌有活性的抗菌药物。对有铜绿假单胞菌感染高危因素的患者，应选择有抗铜绿假单胞菌活性的抗菌药物，还应根据当地药敏试验的监测结果调整用药，并尽可能应用支气管穿透性好且可降低细菌负荷的药物。急性加重期抗菌药物治疗的最佳疗程尚不确定，建议所有急性加重治疗疗程均在14 d左右。

（3）咯血治疗

1）大咯血的紧急处理：大咯血是支气管扩张致命的并发症，一次咯血量超过200 mL或24 h咯血量超过500 mL为大咯血，严重时可导致窒息。预防咯血窒息为大咯血治疗的首要措施，大咯血时首先应保证气道通畅，改善氧合状态，稳定血流动力学状态。

2）药物治疗：包括垂体后叶素、促凝血药等。

3）介入治疗或外科手术治疗：支气管动脉栓塞术和（或）手术是大咯血的一线治疗方法。

（4）非抗菌药物治疗：包括黏液溶解剂、支气管扩张剂、ICS。

（5）手术及并发症的处理

1）手术适应证：① 积极药物治疗仍难以控制症状者；② 大咯血危及生命或经药物、介入治疗无效者；③ 局限性支气管扩张，术后最好能保留10个以上肺段。

2）无创通气：可改善部分合并慢性呼吸衰竭的支气管扩张患者的生活质量。

（6）患者教育及管理：同其他慢性气道疾病一样，患者教育及管理也是支气管扩张治疗的重要环节。对于支气管扩张患者，教育的主要内容是使其了解支气管扩张的特征并及早发现急性加重。

第二节 经典案例

案例一

一、案例回顾

【主诉】

间断咯血2年余,再发2 d。

【现病史】

患者,女,61岁。2年前无明显诱因下突然出现咯血,为鲜红色,量少,患者至外院就诊,诊断为支气管扩张,经治疗后好转,具体不详;2013年12月10日患者再次出现咯血,量约100 mL,鲜红色,稍有咳嗽、咳痰,痰白色,时有痰中带暗红色血,无胸痛,无恶心、呕吐,无畏寒发热,无双下肢水肿,无意识障碍,无四肢抽搐,就诊,查胸部CT提示左肺上叶支气管扩张,伴炎症性病变,左肺门上部增大,上叶前段支气管闭塞;当时给予左氧氟沙星注射液抗感染,注射用氨溴索、痰热清注射液化痰,复方甲氧那明胶囊、孟鲁司特钠片等对症治疗,好转后出院。患者1 d前再次出现咯血,自诉咯血4~5口,量约30 mL,鲜红色,病程中无发热,无寒战、气急、盗汗,无胸闷、心悸,无夜间阵发性呼吸困难,无腹痛、腹泻,无尿频、尿急、尿痛,无呕吐、意识障碍。现为进一步诊治,拟诊为"支气管扩张伴咯血"收治入院。

【既往史】

患者40年前曾患肺结核。

【社会史、家族史、过敏史】

否认社会史、家族史、过敏史。

【体格检查】

T：36.5℃；P：82次/min；R：20次/min；BP：118/69 mmHg。

神清，呼吸稍促，步入病房，呼吸运动两侧对称，肋间隙略增宽呈桶状，左侧触觉语颤减弱，无胸膜摩擦感，双肺叩诊呈清音，肺呼吸音稍粗，未闻及明显干、湿啰音。

【实验室检查及其他辅助检查】

1. 实验室检查　①血常规，无异常。②尿常规，上皮细胞36个/μL。③血凝，无异常。④血生化，TC 5.59 mmol/L。⑤血免疫，CRP 9.25 mg/L。

2. 其他辅助检查　见现病史。

【诊断】

支气管扩张伴咯血。

【用药记录】

1. 抗感染　0.9%氯化钠注射液100 mL iv.gtt b.i.d.（d1-11）；注射用头孢美唑钠 2.0 g iv.gtt b.i.d.（d1-11）；左氧氟沙星注射液0.5 g iv.gtt q.d.（d1-11）。

2. 祛痰平喘　0.9%氯化钠注射液100 mL iv.gtt q.d.（d1-11）；盐酸氨溴索注射液90 mg iv.gtt q.d.（d1-11）。

3. 止血　注射用白眉蛇毒血凝酶 1 kU i.v. q.d.（d3-5）；0.9%氯化钠注射液250 mL iv.gtt q.d.（d1-10）；酚磺乙胺注射液0.5 g iv.gtt q.d.（d1-10）。

【药师记录】

入院第2天：该患者10：37出现咯血，咯鲜红色血约5 mL，P：83次/min，BP：131/84 mmHg，予以注射用白眉蛇毒血凝酶、酚磺乙胺注射液止血治疗，密切观察病情；14：23再次查看患者，有血痰约15 mL，即刻予以一级护理、心电监测、血氧饱和度检查，嘱其绝对卧床，家属陪护，继续观察患者咯血情况。

因该患者使用酚磺乙胺注射液后仍有咯血且呈鲜红色，说明气管或者支气管内仍有出血部位，为尽快控制出血临时加用注射用白眉蛇毒血凝酶以止血治疗。

入院第8天：实验室检查提示血常规无异常，血凝无异常，肝功无异常，CRP 3.4 mg/L，ALB 25.7 g/L，D-dimer 4.43 mg/L。痰液：嗜麦芽窄食单胞菌检查（＋＋＋＋），磺胺甲噁唑（SM2）耐药，头孢他啶耐药，头孢哌酮钠舒巴坦钠为中介，左氧氟沙星为敏感，哌拉西林钠三唑巴坦钠耐药。痰液：白念珠菌。

入院第11天：患者近2 d无痰中带血，诉咳嗽稍加重，查体见神清，精神可，气平，口唇无发绀。两肺呼吸音粗，可闻及少许干、湿啰音，HR 75次/min，律齐。腹平软，肝脾肋下未触及。

患者症状好转，予以出院。

出院带药：阿奇霉素片 0.25 g p.o. q.d.；复方甲氧那明胶囊 2 co p.o. t.i.d.；厄多司坦胶囊 300 mg p.o. b.i.d.。

二、案例分析

【抗感染治疗】

根据《成人支气管扩张症诊治专家共识（2012版）》，半数支气管扩张患者出现不同程度的咯血多与感染相关，出现咯血症状时，应考虑应用抗菌药物。支气管扩张急性加重一般由定植菌群引起，60%～80%的稳定期支气管扩张患者存在潜在致病菌的定植，最常分离出的细菌为流感嗜血杆菌和铜绿假单胞菌。其他革兰氏阳性菌如肺炎链球菌和金黄色葡萄球菌也可定植于患者的下呼吸道，但定植于下呼吸道的细菌也可能有肠道菌群。该患者有结核病史，因此不能排除结核分枝杆菌引起的急性加重，经验性选择抗菌药物时要覆盖此病原菌。支气管扩张患者由于反复细菌感染，多有经常使用抗菌药物史，其感染的致病菌耐药概率较高，除根据痰培养及药敏结果选择抗菌药物外，还宜采用大剂量抗生素联合抗感染治疗，治疗应持续1～3周，以达到理想效果。综合各种因素，选择注射用头孢美唑钠联合左氧氟沙星注射液，头孢美唑钠的抗菌谱与二代头孢类似，覆盖了肺炎链球菌、流感嗜血杆菌、卡他莫拉菌、草绿色链球菌、金黄色葡萄球菌、大肠埃希菌、肺炎克雷伯菌等,同时还对部分厌氧菌有活性,本品能够抵抗革兰氏阳性菌和革兰氏阴性菌对β-内酰胺酶的灭活,故对耐青霉素的金黄色葡萄球菌及对头孢菌素耐药菌亦有较强的活性。左氧氟沙星对常见致病菌铜绿假单胞菌、克雷伯菌、流感嗜血杆菌等革兰氏阴性菌有较强的抗菌活性,对金黄色葡萄球菌、肺炎链球菌、化脓性链球菌等革兰氏阳性菌和肺炎支原体、肺炎衣原体也有抗菌作用,可以覆盖结核分枝杆菌,两者联用抗菌谱覆盖了革兰氏阳性菌、革兰氏阴性菌(包括军团菌)、非典型病原体、结核分枝杆菌、厌氧菌。从作用机制上看,两种抗菌药物作用于细菌的不同靶位,从而起到协同杀菌的作用。

入院第11天,该患者病情稳定,症状控制,无咳嗽、咳痰、发热等症状。该患者的痰液中检出嗜麦芽窄食单胞菌,嗜麦芽窄食单胞菌是条件致病菌,致病力弱,常出现在免疫力低下、病情危重的患者体内,可引起免疫力低下患者肺部、血流、皮肤和软组织的感染等,该患者虽检出该细菌,但是并未有相应的感染症状出现,根据《中国嗜麦芽窄食单胞菌感染诊治和防控专家共识》(2013版)呼吸道分泌物中培养到该菌,但没有临床症状或者影像学依据可以暂不治疗。

临床药师观点:符合抗感染适应证,方案选择合理,用法用量正确。

【止咳平喘治疗】

支气管扩张患者的支气管壁弹性丧失,支气管黏膜纤毛上皮被破坏,痰液排出不畅。促进呼吸道分泌物的清除可有效控制感染,缩短住院时间,给予该患者盐酸氨溴索注射液祛痰,氨溴索兼有黏液调节和黏液促排作用,主要作用于气管、支气管上皮的腺体细胞,使其分泌黏性低的分泌物,使呼吸道分泌物的流变性恢复正常,易于咳出,同时,促使支气管黏膜上皮的黏液纤毛转运系统转运气道分泌物,促使其排出体外。临床研究证明,氨溴索是一种剂量依赖性药物,在常规剂量时仅具有化痰、排痰作用,加大剂量达到一定血药浓度后即表现出抗炎、抗氧化、促进肺泡表面活性物质生成等特殊功能。支气管扩张的患者气道细菌定植部位易形成生物被膜,阻止药物渗透,体外研究表明氨溴索可以在形成的生物膜上打孔,利于抗菌药物进入。

临床药师观点:符合适应证,方案选择合理,用法用量正确。

【咯血治疗】

咯血是支气管扩张的特征性表现之一,咯血的治疗原则是保持镇静、止血,患者侧卧位,预防和抢救因咯血所致的窒息。本患者间断咯血2年多,入院前1 d突然出现咯血,咯血4~5口,量约30 mL,为鲜红色,该患者咯血量不多,选用一种止血药物酚磺乙胺注射液,其主要药理作用是能使PLT数量增加,并增强PLT的凝集和黏附力,促进凝血活性物质的释放,从而产生止血作用。本品作用快速,静脉注射后1 h作用最强,一般可维持4~6 h。

血凝酶是一种纯化的蛇酶,含有类凝血酶和类凝血激酶,类凝血酶能促进出血部位PLT的聚集,释放一系列凝血因子,形成白色血栓,产生止血效应;类凝血激酶能在出血部位被PLT释放的PLT Ⅲ因子激活,加速凝血酶形成,促进凝血过程。血凝酶只作用于出血部位,对正常血管内PLT聚集、凝血酶原时间和部分凝血活酶时间等均无影响,不会引起血管内凝血和血栓形成等严重不良反应,且给药后5~30 min即可产生止血作用,作用可持续48~72 h。

临床药师观点:符合咯血治疗适应证,方案选择合理,用法用量正确。

三、药学监护要点

1. 抗感染治疗的有效性评价 监测患者的体温、是否有痰及痰的颜色和性状,各种实验室检查指标如CRP、WBC、PCT、痰培养等。患者对初始治疗方案反应欠佳,应及时根据细菌培养及药敏试验结果调整抗菌药物。

2. 咯血治疗的有效性评价 重点监测患者的咯血情况,避免因大咯血导致窒息。

3. 用药安全性监护

(1)该患者使用了止血药,用药过程中应定期监测凝血,必要时及时调整用药。

(2)患者出院前痰液检测出嗜麦芽窄食单胞菌,因此患者应警惕其由定植菌转变为致病菌,如患者突然出现咯血或咳嗽、咳痰加重,咳黄脓痰或者其他呼吸道症状,应立即入院就诊。

(3)厄多司坦、氨溴索这类黏痰溶解剂应避免与强力镇咳药联用。

(4)头孢美唑应用时要注意:应用过程中要监测肾功能,如发生肾功能不全时要根据肌酐清除率(Ccr)调整给药剂量及给药间隔;给药期间及给药后至少1周避免饮酒及含酒精的饮料,以避免双硫仑样作用;避免与利尿药(如呋塞米)合用,因为两者联用有可能增强肾损害。

(5)左氧氟沙星:有光毒性,建议患者避免在紫外线及日光下过度暴露;可引起血糖紊乱,注意观察患者的血糖情况;可能会引起Q-T间期延长,严重者可发生致命性心律失常,用药期间需注意监测心功能。使用左氧氟沙星后可出现一过性肝功能异常,如血清氨基转移酶增高、血清总胆红素(TBIL)升高等,治疗过程中监测肝功能。

(6)阿奇霉素片主要的不良反应:① 过敏反应,如在使用过程中出现皮疹、瘙痒等过敏症状,应停用本品并采用适当治疗。② 肝毒性,在服用过程中如果出现皮肤、巩膜黄染或者乏力等肝炎的体征和症状,应立即停用阿奇霉素,如果长期服用,应定期监测肝功能。③ 艰难梭菌相关性腹泻,抗菌药物治疗可引起结肠正常菌群的改变,导致艰难梭菌的过度生长,其症状可表现为轻度腹泻、致命性肠炎,如出现腹泻相关症状应立即就医。④ Q-T间期延长,可表现为心律失常和尖端扭转型室性心动过速,如出现相关症状应立即停药。

案例二

一、案例回顾

【主诉】

反复咯血30余年,再发1 d。

【现病史】

患者,女,65岁。30余年前出现大量咯血,为鲜红色血,伴咳嗽、咳痰,为白色泡沫痰,伴头晕、全身乏力,胸前区隐痛不适。于外院就诊,诊断为"支气管扩张",予以垂体后叶素等药物治疗后好转。30年来患者咳嗽、咯血症状反复发作,4～6年发作1次。近2周来咳嗽、咳白色泡沫痰,今晨患者再发咯血,共咯血3口,为暗红色血,伴胸闷、气急。无发热、盗汗、胸闷、气急,无夜间阵发性呼吸困难,无鼻塞、流涕,无腹痛、腹泻、尿急、尿痛,无呕吐、意识障碍。现患者为进一步治疗,拟"支气管扩张"收入院。

【既往史】

患者曾于去年"支气管扩张"在呼吸科住院。心肌缺血、冠心病可能十余年,长期服用丹参片、酒石酸美托洛尔缓释片控制,偶有心悸、胸闷。

【社会史、家族史、过敏史】

否认社会史、家族史、过敏史。

【体格检查】

T: 36.5℃; P: 76次/min; R: 20次/min; BP: 130/80 mmHg。

呼吸运动两侧对称,肋间隙不宽,两侧触觉语颤对称,无胸膜摩擦感,双肺叩诊呈清音,两肺呼吸音粗,未闻及明显干、湿啰音。

【实验室检查及其他辅助检查】

1. 实验室检查 尿常规:尿隐血(＋＋＋),RBC(镜检)8.0个/μL。血常规: WBC 7.96×10^9/L, RBC 3.99×10^{12}/L, Hb 110 g/L,

HCT 34.4%, MCV 86. 2 fL, D-dimer 1.19 mg/L, ESR 44 mm; 血 (2015年7月2日): CRP 30.8 mg/L; 变应原检查 (-), 肿瘤标志物检查 (-), 病毒抗体检查 (-)。

2. 其他辅助检查　无。

【诊断】

支气管扩张伴咯血。

【用药记录】

1. 抗感染　0.9%氯化钠注射液 100 mL iv.gtt q12h. (d1-7); 阿莫西林钠舒巴坦钠注射液 3.0 g iv.gtt q12h. (d1-7); 左氧氟沙星注射液 0.5 g iv.gtt q.d. (d1-2)。

2. 祛痰平喘　0.9%氯化钠注射液 100 mL iv.gtt q.d. (d1-7); 盐酸氨溴索注射液 90 mg iv.gtt q.d. (d1-7); 厄多司坦胶囊 300 mg 餐后 p.o. q12h. (d1-7)。

3. 止血　注射用白眉蛇毒血凝酶 1 kU i.v. q.d. (d1-2); 0.9% 氯化钠注射液 250 mL iv.gtt q.d. (d1); 酚磺乙胺注射液 0.5 g iv.gtt q.d. (d1)。

【药师记录】

入院第3天: 患者无咯血, 偶有咳嗽、咳痰, 无痰中带血, T: 36.5℃, P: 76次/min, R: 20次/min, BP: 130/80 mmHg。该患者已无咯血, 停用止血药物, 从该患者的临床表现、实验室检查结果看, 该患者存在细菌感染明确, 继续阿莫西林钠舒巴坦钠注射液抗感染治疗; 继续使用祛痰平喘药物促进远端痰液的稀释和排出。

入院第7天: 患者目前仍有咳嗽, 伴有气急, 无咯血、发热。查体: 神清, 精神可, 气平, 口唇无发绀。两肺呼吸音粗, 可闻及少许干、湿啰音。HR 76次/min, 律齐。腹平软, 肝脾肋下未及。双下肢无水肿。患者症状好转, 予以明日出院。

出院带药: 左氧氟沙星片 0.5 g p.o. q.d.; 银黄含化片 4～8 片 p.o. b.i.d.。

二、案例分析

【抗感染治疗】

抗感染治疗：根据《成人支气管扩张症诊治专家共识（2012版）》，半数患者出现不同程度的咯血多与感染相关，出现咯血症状时，应考虑应用抗菌药物。支气管扩张急性加重一般是由定植菌群引起，60%～80%的稳定期支气管扩张患者存在潜在致病菌的定植，最常分离的细菌为流感嗜血杆菌和铜绿假单胞菌。其他革兰氏阳性菌如肺炎链球菌和金黄色葡萄球菌也可定植于患者的下呼吸道，定植于下呼吸道的细菌也可能有肠道菌群。在抗感染方案制订时应先评估该患者是否有假单胞菌感染的危险因素，通过《成人支气管扩张症诊治专家共识（2012版）》对铜绿假单胞菌感染危险因素进行评估，该患者无铜绿假单胞菌感染危险因素，在初始治疗时无须覆盖。该患者抗感染方案采用阿莫西林钠舒巴坦钠注射液联合左氧氟沙星注射液，两者抗菌谱有重叠，基本都可覆盖常见致病菌，临床药师建议单用阿莫西林钠舒巴坦钠注射液，主要是考虑到该患者有30年的支气管扩张史，可能有耐药菌的产生，阿莫西林钠舒巴坦钠注射液对产β-内酰胺酶的细菌稳定。

临床药师观点：符合抗感染适应证，建议单用阿莫西林钠舒巴坦钠注射液。

【止咳平喘治疗】

支气管扩张患者的支气管壁弹性丧失，支气管黏膜纤毛上皮被破坏，痰液排出不畅。促进呼吸道分泌物的清除可有效控制感染，缩短住院时间，给予该患者盐酸氨溴索注射液祛痰，氨溴索兼有黏液调节和黏液促排作用，主要作用于气管、支气管上皮的腺体细胞，促使其分泌黏性低的分泌物，使呼吸道分泌物的流变性恢复正常，易于咳出，同时，促使支气管黏膜上皮的黏液纤毛转运系统，使气道分泌物排出体外。临床研究证明氨溴索是一种剂量依赖性药物，在常规剂量时仅具有化痰、排痰作用，加大剂量达到一定血药浓度后即表现出抗炎、抗氧化、促进肺泡表面活性物质生成等特殊功能。支气管扩张的患者气道细菌定植部位容易形成生物被膜，阻止药物渗透，体外研究表明氨溴索可以在形成的生物膜上打孔，利于抗菌药物进入。厄多司坦的作用机制主要是其可以产生含游离巯基的代谢产物，从而使支气管分泌物黏蛋白的二硫键断裂，改变其组成成分和流变学性质，降低痰液黏度，使痰易咳出，两种药物从不同的作用机制相互协作共同起到化痰作用。

临床药师观点：符合适应证，方案选择合理，用法用量正确。

【咯血治疗】

咯血是支气管扩张的特征性表现之一，患者可由咳血痰发展至大量咯血。本患者间断咯血 30 余年，入院前 1 d 突然出现咯血，共咯血 3 口，为暗红色血，给予注射用白眉蛇毒血凝酶 1 kU 静脉注射。血凝酶是一种纯化的蛇酶，含有类凝血酶和类凝血激酶，类凝血酶能促进出血部位 PLT 的聚集，释放一系列凝血因子，形成白色血栓，产生止血效应；类凝血激酶能在出血部位被 PLT 释放的血小板 III 因子激活，加速凝血酶形成，促进凝血过程。血凝酶只作用于出血部位，对正常血管内 PLT 聚集、凝血酶原时间和部分凝血活酶时间等均无影响，不会引起血管内凝血和血栓形成等严重不良反应，且给药后 5～30 min 即可产生止血作用，作用可持续 48～72 h。酚磺乙胺注射液主要药理作用是能使 PLT 数量增加，并增强 PLT 的凝集和黏附力，促进凝血活性物质的释放，从而产生止血作用。作用快速，静脉注射后 1 h 作用最强，一般可维持 4～6 h。

临床药师观点：符合咯血治疗适应证，方案选择合理，用法用量正确。

三、药学监护要点

1. 抗感染治疗的有效性评价　见本章案例一。

2. 咯血治疗的有效性评价　见本章案例一。

3. 用药安全性监护

（1）阿莫西林钠舒巴坦钠注射液最常见的副作用为胃肠道反应、皮肤过敏反应，一般为轻度、短暂的，会自行消失或停药后消失。

（2）其余药品安全性监护见本章案例一。

案例三

一、案例回顾

【主诉】

咳嗽、咳痰7年，加重伴发热1个月。

【现病史】

患者，女，29岁。7年前无明显诱因下出现咳嗽、咳痰，为黄色脓痰，无发热，无痰中带血，无胸痛，无胸闷气促，无畏寒寒战，无呼吸困难，无潮热盗汗，于上海市肺科医院就诊，诊断为"弥漫性泛细支气管炎，支气管扩张"，予以阿奇霉素片长期口服约1年半后症状好转遂停用，此后患者咳嗽、咳痰症状间断有发作，1年前于我院复查肺CT：右肺中叶、下叶后内基底段和左肺下叶诸段支气管扩张，伴炎性病变、部分支气管黏液栓塞，予复方甲氧那明胶囊、厄多司坦胶囊等对症后稍好转。1个月前患者因劳累后咳嗽、咳痰再发并加重，痰为黄绿色，有臭味，无痰中带血，伴发热，最高体温38.5℃，无胸痛，无胸闷气促，无畏寒寒战，无呼吸困难，无潮热盗汗。遂来我院就诊，查急诊血常规：CRP 9.02 mg/L（↑），WBC 19.75×10^9/L（↑），NEUT% 83.5%（↑），Ly% 12.5%（↓），NEUT 16.50×10^9/L（↑），MONO 0.70×10^9/L（↑）。查胸部CT：两肺多发支气管扩张伴感染，右肺中叶、左肺下叶明显。为进一步治疗，门诊拟"支气管扩张伴感染"收入院。

【既往史】

既往有弥漫性泛细支气管炎，支气管扩张，予以阿奇霉素片长期口服约1年半后症状好转遂停用，曾服用过复方甲氧那明胶囊、厄多司坦胶囊；具体用法用量不详。

【社会史、家族史、过敏史】

否认社会史、家族史、过敏史。

【体格检查】

T：36.8℃；P：78次/min；R：18次/min；BP：111/68 mmHg。

神清，呼吸平，步入病房，自主体位，查体合作，对答切题。呼吸运动两侧对称，肋间隙不宽，两侧触觉语颤对称，无胸膜摩擦感，双肺叩诊呈清音，两肺呼吸音粗，未闻及明显干、湿啰音（肺实变则叩诊浊音、两侧语颤增强，双肺呼吸音粗，可闻及湿啰音；胸腔积液则患侧胸部叩诊浊音，语颤减弱，呼吸音减弱）。其余检查无特殊。

【实验室检查及其他辅助检查】

1. 实验室检查　见现病史。

2. 其他辅助检查　见现病史。

【诊断】

支气管扩张伴感染；弥漫性泛细支气管炎。

【用药记录】

1. 抗感染　0.9%氯化钠注射液 100 mL iv.gtt b.i.d.（d1-2）；注射用比阿培南 0.3 g iv.gtt b.i.d.（d1-2）；0.9%氯化钠注射液 250 mL iv.gtt q.d.（d3-7）；盐酸莫西沙星注射液 20 mL iv.gtt q.d.（d3-7）；0.9%氯化钠注射液 250 mL iv.gtt b.i.d.（d4-7）；哌拉西林钠他唑巴坦钠（4：1）注射液 2.5 g iv.gtt b.i.d.（d4-7）。

2. 祛痰平喘　0.9%氯化钠注射液 100 mL iv.gtt q.d.（d1-7）；盐酸氨溴索注射液 90 mg iv.gtt q.d.（d1-7）；0.9%氯化钠注射液 100 mL iv.gtt q.d.（d1-7）；注射用多索茶碱 0.2 g iv.gtt q.d.（d1-7）；复方甲氧那明胶囊 2 co 餐后 p.o. t.i.d.（d1-7）；厄多司坦胶囊 300 mg 餐后 p.o. b.i.d.（d1-7）；舍雷肽酶肠溶片 10 mg 餐后 p.o. t.i.d.（d3-7）；富马酸酮替芬片 1 mg 餐后 p.o. q.n.（d5-7）。

【药师记录】

入院第3天：患者诉仍有咳嗽、咳痰，痰液为黄绿色脓痰，夜间无发热。双肺叩诊呈清音，两肺呼吸音粗，未闻及明显干、湿啰音。其余查体未见明显异常。免疫(血)(2016年11月16日)：CRP 21.90 mg/L(↑)。胸部CT平扫检查：右肺中叶、两肺下叶轻度支气管扩张伴感染,左下肺明显,与之前CT片对比,左下肺病灶部分吸收好转。

患者使用注射用比阿培南抗感染治疗2 d,但仍诉咳嗽、咳痰,痰液为黄绿色脓痰,临床考虑感染控制不佳,更换注射用比阿培南为盐酸莫西沙星注射液。

入院第4天：患者体温正常,夜间无发热,咳嗽、咳痰仍明显,痰液为黄绿色脓痰,双肺叩诊呈清音,两肺呼吸音粗,未闻及明显干、湿啰音。其余查体未见明显异常。微生物(痰液)：真菌培养未检出。抗酸杆菌未找到。免疫(血)：肺炎支原体抗体呈弱阳性(±)(↑)。

考虑盐酸莫西沙星注射液对铜绿假单胞菌不敏感,今日加用具有抗假单胞菌活性的哌拉西林钠他唑巴坦钠(4∶1)注射液。

入院第7天：患者一般情况可,咳嗽、咳痰较前好转,神清,呼吸平,颈软无抵抗,双肺叩诊呈清音,两肺呼吸音粗,未闻及明显干、湿啰音。其余查体无殊。

血常规：WBC 6.06×10^9/L,RBC 4.58×10^{12}/L,Hb 131 g/L,HCT 39.0%,MCV 85.2 fL,PLT 290×10^9/L,NEUT% 57.1%,Ly% 38.9%,MONO% 2.5%(↓),PLT压积0.30%(↑)。免疫：CRP 3.17 mg/L。

患者目前血象下降,肺CT显示无新发感染病灶或进展,病情平稳,准予出院。

出院带药：阿奇霉素片0.25 g p.o. q.d.；复方甲氧那明胶囊2 co p.o. t.i.d.；厄多司坦胶囊300 mg p.o. b.i.d.。

二、案例分析

【抗感染治疗】

根据《成人支气管扩张症诊治专家共识(2012版)》,支气管扩张患者出现急性加重合并局部症状恶化[咳嗽、痰量增加或性质改变、脓痰增加和(或)喘息、气急、咯血]或出现发热等全身症状时,应考虑应用抗菌药物。支气管扩张急性加重一般是由定植菌引起,最常分离出的是流感嗜血杆菌和铜绿假单胞菌,应当评估患者支气管细菌定植情况,根据有无铜绿假单胞菌感染的风险选择抗菌药物。根据《抗菌药物临床应用指导原则(2015版)》,具备下列两条或两条以上标准,需考虑铜绿假单胞菌感染可能: ① 最近住院史; ② 经常(每年4次)或最近3个月使用抗菌药物; ③ 病情严重($FEV_1 < 30\%$预计值); ④ 既往急性加重时曾分离出铜绿假单胞菌; ⑤ 有结构性肺病(如支气管扩张); ⑥ 使用糖皮质激素者。该患者支气管扩张诊断明确,近3个月使用过抗生素,有铜绿假单胞菌感染危险因素。根据《成人支气管扩张症诊治专家共识(2012版)》,有铜绿感染因素的患者应使用具有抗假单胞菌活性的β-内酰胺类抗生素(如头孢他啶、头孢吡肟、头孢哌酮钠舒巴坦钠、美罗培南、比阿培南等)、氨基糖苷类、喹诺酮类,可单独应用或联合应用。该患者初始经验予以注射用比阿培南抗感染,其为碳青霉烯类抗生素,通过抑制细菌细胞壁的合成而发挥作用,对革兰氏阳性、革兰氏阴性的需氧和厌氧菌有广谱抗菌活性。

患者使用注射用比阿培南抗感染治疗2 d,但仍诉咳嗽、咳痰,痰液为黄绿色脓痰,临床考虑感染控制不佳,更换注射用比阿培南为盐酸莫西沙星注射液,其为喹诺酮类抗生素,对链球菌、葡萄球菌、甲氧西林敏感的葡萄球菌等革兰氏阳性菌有较强的抗菌活性,对流感嗜血杆菌等革兰氏阴性菌和肺炎支原体、肺炎衣原体、厌氧菌、嗜肺军团菌、结核杆菌等也有抗菌作用,能广泛分布于人体各组织,尤其在肺组织浓度高,有双重作用靶位,可有效延缓耐药。

后加用哌拉西林钠他唑巴坦钠(4∶1)注射液,哌拉西林是一种广谱半合成青霉素类抗生素,对于许多革兰氏阳性和革兰氏阴性的需氧菌及厌氧菌具有抗菌活性,他唑巴坦是多种β-内酰胺酶的强效抑制剂,它增强并扩展了哌拉西林的抗菌谱,使本品具备了广谱抗生素及β-内酰胺酶抑制剂的双重特性。哌拉西林钠他唑巴坦钠(4∶1)注射液对大多数革兰氏阳性菌、革兰氏阴性菌(包括不动杆菌属)及厌氧菌均具有高度抗菌活性。

临床药师观点：治疗 2 d 后效果不佳，考虑患者存在铜绿假单胞菌感染风险，而盐酸莫西沙星注射液对铜绿假单胞菌不敏感，药师建议加用一种具有抗假单胞菌作用的抗生素联合治疗。其他治疗符合抗感染适应证，方案选择合理，用法用量正确。

【止咳平喘治疗】

支气管扩张患者的支气管壁弹性丧失，支气管黏膜纤毛上皮被破坏，痰液排出不畅。促进呼吸道分泌物的清除可有效控制感染，缩短住院时间，给予该患者盐酸氨溴索注射液、厄多司坦胶囊、舍雷肽酶肠溶片祛痰。氨溴索可以促进呼吸道黏膜浆液腺的分泌，减少黏液分泌，减少和断裂痰液中的黏多糖纤维，使痰液黏度降低，痰液变薄；还可促进肺表面活性物质的分泌，增加支气管纤毛运动，使痰液易于咳出。厄多司坦为黏液溶解剂，通过肝脏代谢成含游离巯基的活性物质而发挥黏痰溶解作用，含游离巯基的代谢产物使支气管分泌物的黏蛋白的二硫键断裂，从而有利于痰液排出。舍雷肽酶肠溶片可用于治疗气管炎、肺炎、哮喘、支气管扩张等所引起的痰液黏稠、咳痰困难。动物试验显示，舍雷肽酶肠溶片能抑制烫伤大鼠的纤溶活性亢进及血管通透性增加，抑制某些致炎物质所致大鼠的炎性肿胀、降低支气管炎家兔痰液的黏稠度，以上作用提示本品具有消肿和祛痰作用。

由于支气管患者常合并气流阻塞及气道高反应性，因此经常使用支气管舒张剂，但目前并无确切依据。合并气流阻塞的患者应进行支气管舒张试验评价气道对 β_2 受体激动剂或抗胆碱能药物的反应性，以指导治疗，不推荐常规应用甲基黄嘌呤类药物。而患者使用的注射用多索茶碱，属于甲基黄嘌呤类衍生物，(《成人支气管扩张症诊治专家共识》2012版)中并不推荐使用。复方甲氧那明胶囊为甲氧那明、那可丁、马来酸氯苯那敏、氨茶碱的复方制剂。甲氧那明为 β 受体激动剂，可松弛支气管平滑肌；那可丁为外周性止咳药；马来酸氯苯那敏为 H_1 受体阻断药，可对抗H_1效应。氨茶碱亦可松弛支气管平滑肌,减轻支气管黏膜充血、水肿,患者入院第5天加用富马酸酮替芬片,加强抗炎平喘作用。酮替芬兼有很强的H_1受体拮抗作用和抑制过敏介质释放的作用,不仅能抑制支气管黏膜下肥大细胞释放组胺,还能抑制血液中嗜碱性粒细胞(BAS)释放组胺,兼有变态反应性疾病的预防及治疗的双重功能,同时也能抑制细胞的趋化作用和炎症反应。

临床药师观点:符合适应证,方案选择合理,用法用量正确。但需注意的是复方甲氧那明胶囊和注射用多索茶碱中均含有茶碱类药物,成分有所重复,由于茶碱类药物的血药浓度个体差异较大,治疗窗较窄,茶碱过量时会产生严重的心血管、神经毒性,并显著增加病死率,因此需注意避免茶碱中毒。

三、药学监护要点

1. 抗感染治疗的有效性评价 见本章案例一、案例二。

2. 用药安全性监护

(1)患者同时使用注射用多索茶碱及复方甲氧那明胶囊,两种药物中均含有茶碱类药物,成分有所重复,由于茶碱类药物的血药浓度个体差异较大,治疗窗较窄,茶碱过量时会产生严重的心血管、神经毒性,并显著增加病死率,建议密切关注患者此方面不良反应,及时调整药物治疗方案。患者同时使用注射用多索茶碱和复方甲氧那明胶囊,建议不要同时饮用含咖啡因的饮料或进食含咖啡因的食品。

(2)比阿培南最为常见的不良反应为皮疹、皮肤瘙痒、恶心、呕吐及腹泻等,严重不良反应包括休克、间质性肺炎、假膜性小肠结肠炎、肌痉挛、意识障碍、肝损伤、黄疸、急性肾功能不全。

(3)哌拉西林钠他唑巴坦钠常见不良反应有皮肤反应如皮疹、瘙痒,消化道反应如腹泻、恶心、呕吐,过敏反应,局部反应如注射部位刺激反应、疼痛、静脉炎、血栓性静脉炎和水肿等,其他不良反应有PLT减少、胰腺炎、发热伴EOS增多、血清氨基转移酶升高等。哌拉西林钠他唑巴坦钠治疗的部分患者可有出血表现,这些反应常与凝血功能(如凝血时间、PLT聚集和凝血酶原时间)异常有关,应定期检查患者凝血功能。应注意患者在治疗过程中出现耐药菌株引起二重感染的可能性。

(4)舍雷肽酶肠溶片偶见不良反应:① 过敏反应,如皮疹、瘙痒、皮肤潮红等。② 消化道反应,如食欲缺乏、胃部不适、恶心、呕吐、腹泻等。③ 其他,鼻出血、痰中带血等出血症状和出现黄疸及AST、ALT、ALP、GGT等上升。本品为肠溶片,应嘱咐患者整片吞服,请勿咀嚼。

(5)富马酸酮替芬片不良反应有轻度头昏、口干、嗜睡、困倦、胃肠道反应等,1周后可自行减轻或消失,个别患者可出现过敏症状,主要表现为皮疹瘙痒、局部皮肤水肿等,出现此情况应及时停药。

(6)其余药品参见本章案例一、案例二。

第三节　主要治疗药物

一、常用治疗方案

支气管扩张急性加重期初始经验性抗感染治疗方案见表3-1。

表3-1　支气管扩张急性加重期初始经验性抗感染治疗方案

高危因素	常见病原体	抗感染药物选择
无假单胞菌感染高危因素	肺炎链球菌、流感嗜血杆菌、卡他莫拉菌、金黄色葡萄球菌、肠道菌群(肺炎克雷伯菌、大肠埃希菌等)	氨苄西林钠舒巴坦钠,阿莫西林克拉维酸钾,第二代头孢菌素,第三代头孢菌素(头孢曲松、头孢噻肟),莫西沙星,左氧氟沙星
有假单胞菌感染高危因素	上述病原体+铜绿假单胞菌	具有抗假单胞菌活性的β-内酰胺类抗生素(如头孢他啶、头孢吡肟、头孢哌酮钠舒巴坦钠、哌拉西林钠他唑巴坦钠、美罗培南、亚胺培南、比阿培南等)、氨基糖苷类、喹诺酮类(环丙沙星、左氧氟沙星),可单独应用或联合应用

二、主要治疗药物

支气管扩张主要治疗药物见表3-2。

表3-2 支气管扩张伴感染主要治疗药物

名称	适应证	用法用量	禁忌证	注意事项
头孢美唑	头孢美唑对β-内酰胺酶高度稳定,对产β-内酰胺酶及不产β-内酰胺酶的敏感菌具有相同强的抗菌活性,对金黄色葡萄球菌、大肠埃希菌、肺炎杆菌、奇异变形杆菌有良好的抗菌作用,另外,对消化链球菌等厌氧菌也显示出很强的抗菌作用,用于呼吸系统感染、肺炎、支气管炎、胆道感染等	成人:1~2 g i.v. 或 iv.gtt b.i.d.。小儿:25~100 mg/(kg·d),分2~4次 i.v. 或 iv.gtt。难治性或严重感染症,可将1日量成人增至4 g、小儿增至150 mg/kg,分2~4次给药	孕妇或可能妊娠的妇女,仅在治疗的有益性超过危险性时方可给药。老年患者应在注意以下因素的同时,考虑用量和给药间隔等因素,慎重给药:① 老年患者因生理功能降低,易发生不良反应。② 老年患者因维生素K缺乏可能引起出血倾向	对本剂成分有休克既往史患者不得用药。对本品成分或头孢类抗生素有过敏既往史患者原则上不得不用药时应慎用。服用本品有可能引起休克,故应仔细问诊,事前以进行皮试为宜。给药期间及给药后至少1周避免饮酒
阿莫西林钠舒巴坦钠	阿莫西林为广谱抗生素,舒巴坦是一种不可逆的β-内酰胺酶抑制剂。适用于产酶耐药菌引起的感染性疾病,如尿道炎、尿路感染、急性支气管炎、肺炎等	成人剂量:每 次 0.75 g(阿 莫 西 林 0.5 g,舒巴坦 0.25 g)~1.5 g(阿 莫 西 林 1.0 g,舒巴坦 0.5 g),每日 3~4次。根据病情可增加剂量,但舒巴坦每日最大剂量不能超过4.0 g	青霉素过敏者禁用。孕妇及哺乳期妇女不推荐本品	用药前需做青霉素的皮试。丙磺舒、阿司匹林、吲哚美辛、磺胺药等可降低肾小管分泌阿莫西林,减少阿莫西林排泄,升高阿莫西林的血药浓度。氯霉素、红霉素、四环素、磺胺类抗生素可影响青霉素类药物的杀菌效果,不宜与本品合用。本品与重金属,特别是铜、锌和汞有配伍禁忌

名称	适应证	用法用量	禁忌证	注意事项
哌拉西林钠他唑巴坦	哌拉西林为广谱抗生素，他唑巴坦是一种不可逆的β-内酰胺酶抑制剂。适用于产酶耐药菌引起的感染性疾病，如尿道炎、尿路感染、肺炎等	(1) 一般感染：一次3.375 g（含哌拉西林3.0 g，他唑巴坦0.375 g；下同），q6h.，疗程为7～10 d (2) 医院获得性肺炎：起始量3.375 g，q4h.，疗程为7～14 d，也可根据病情及细菌学检查结果进行调整	青霉素过敏者禁用。孕妇及哺乳期妇女不推荐本品	肝肾功能不全者慎用本品。肾功能不全患者应根据Ccr调整剂量：① Ccr为40～90 mL/min者，每次3.375 g，q6h.，每日总量13.5 g（哌拉西林12 g，他唑巴坦1.5g）。② Ccr为20～40 mL/min者，每次2.25 g，q6h.，每日总量9 g（哌拉西林8 g，他唑巴坦1 g）。③ Ccr小于20 mL/min者，每次2.25 g，q8h.，每日总量6.75 g（哌拉西林6g，他唑巴坦0.75 g）
左氧氟沙星	左氧氟沙星是具有广谱作用和抗菌活性的8-甲氧基氟喹诺酮类抗菌药。对革兰氏阳性细菌、革兰氏阴性细菌、厌氧菌、抗酸菌和非典型微生物如支原体、衣原体和军团菌有广谱抗菌活性。用于呼吸系统感染、泌尿生殖系统感染、肠道感染等	成人0.5 g p.o.或iv.gtt q.d.	高度肾功能障碍患者、有癫痫等痉挛性疾病史者、对喹诺酮类有过敏史者及高龄者慎用。对喹诺酮类药物过敏者及孕妇、哺乳期妇女及18岁以下患者禁用	本品大剂量应用或尿pH在7以上时可发生结晶尿。为避免结晶尿的发生，宜多饮水，保持24 h排尿量在1 200 mL以上。肾功能减退者，需根据肾功能调整给药剂量。应用本品时应避免过度暴露于阳光和人工紫外线，如发生光敏反应或其他过敏症状需停药。原有中枢神经系统疾病患者，如癫痫及癫痫病史者均应避免应用本品。本品不宜与其他药物同瓶静脉滴注，或在同一根静脉输液

名称	适 应 证	用法用量	禁 忌 证	注 意 事 项
左氧氟沙星				管内进行静脉滴注,滴注时间为每100 mL至少60 min
莫西沙星	莫西沙星是具有广谱作用和抗菌活性的8-甲氧基氟喹诺酮类抗菌药。莫西沙星在体外对革兰氏阳性细菌、革兰氏阴性细菌、厌氧菌、抗酸菌和非典型微生物如支原体、衣原体和军团菌有广谱抗菌活性。用于成人（≥18岁）上、下呼吸道感染,如急性窦炎、慢性支气管炎急性发作、社区获得性肺炎及皮肤和软组织感染	p.o./iv.gtt：400 mg q.d.。社区获得性肺炎的疗程为10 d,p.o./iv.gtt序贯给药推荐的总疗程为7～14 d	对喹诺酮类药物过敏者、孕妇、哺乳期妇女及18岁以下患者禁用	喹诺酮类药物的使用可诱发癫痫的发作,对于已知或怀疑有可能导致癫痫发作或降低癫痫发作阈值的中枢神经系统疾病的患者,莫西沙星在使用中要注意避免癫痫的发作。不推荐该药在患有肝功能严重损伤患者中使用。在使用喹诺酮类治疗中有可能出现肌腱炎和肌腱断裂,特别是在老年患者和使用激素治疗的患者中。一旦出现疼痛或炎症,患者需要停止服药和休息患肢。光敏感性：其他喹诺酮类有导致光过敏的报道,建议患者避免在紫外线及日光下过度暴露
阿奇霉素	对革兰氏阳性菌有较强的抑制作用,对革兰氏阴性菌、支原体、衣原体等也有一定抑制	（1）p.o.：1 g q.d.,连服3 d。儿童15 kg以下,10 mg/kg q.d.；15～25 kg,200 mg q.d.；	肝功能不全者、孕妇及哺乳期妇女慎用	注射剂用药期间如果发生过敏反应（如血管神经性水肿、皮肤反应、Stevens-Johnson综合征及毒性表皮坏死等）应

常见疾病临床药学监护案例分析——呼吸系统疾病分册

名称	适应证	用法用量	禁忌证	注意事项
阿奇霉素	作用。用于咽炎、扁桃体炎、肺炎等	26～35 kg，300 mg q.d.；36～45 kg，400 mg q.d.，连服3 d （2）iv.gtt：500 mg q.d.，社区获得性肺炎为 i.v.，500 mg q.d.，2～5 d，然后改为口服剂型，500 mg q.d.，7～10 d 为1个疗程		立即停药并采取适当治疗措施。每次滴注时间不少于60 min，滴注液浓度不得高于2.0 mg/mL
比阿培南	对革兰氏阳性、革兰氏阴性的需氧和厌氧菌有广谱抗菌活性。用于治疗敏感菌引起的败血症、难治性膀胱炎、肾盂肾炎、腹膜炎、妇科附件炎、肺炎、肺部脓肿及慢性呼吸道疾病引起的二次感染	0.3 g b.i.d.，溶于100 mL 0.9%氯化钠或葡萄糖注射液中，滴注30～60 min。可根据患者年龄、症状适当增减给药剂量，但日剂量不得超过1.2 g	有癫痫史或中枢神经疾病患者禁用	老年人或肝肾功能不全者调整用药剂量。除尿潜血反应外，应注意在应用班氏试剂、斐林试剂及试纸法检测尿糖时可能出现假阳性结果
盐酸氨溴索	增加呼吸道的分泌，促进肺部表面活性物质的产生，加强纤毛摆动，故起到改善排痰功能的作	注射剂：①成人及12岁以上儿童，30 mg b.i.d.或 t.i.d.；严重病例可增至每次60 mg	孕妇慎用	应避免与中枢性镇咳药（如右美沙芬等）同时使用，以免稀化的痰液堵塞气道

名称	适应证	用法用量	禁忌证	注意事项
盐酸氨溴索	用。适用于痰液黏稠不易咳出者	②6～12岁儿童，30 mg b.i.d./t.i.d. ③2～6岁儿童，15 mg t.i.d. ④2岁以下儿童，15mg b.i.d.		
复方甲氧那明	用于哮喘和喘息性支气管炎及其他呼吸系统疾病引起的咳嗽、咳痰、喘息等症状	15岁以上患者，2粒饭后p.o. t.i.d.。8～15岁患者，1粒t.i.d.	哺乳期妇女禁用，孕妇慎用。未满8岁的婴幼儿童禁用。哮喘危象、严重心血管疾病患者禁用	服用本品后出现皮疹、发红、呕吐、食欲缺乏、眩晕、排尿困难等症状时，应停止服药并请教医师。有心脏疾病、高血压或高龄者、青光眼、甲亢、排尿困难者及正在接受治疗者需遵医嘱服用本品，服药后可引起困倦，故不要驾驶或操作机械。发热中的儿童及有痉挛史的儿童应在医师指导下服用本品
多索茶碱	哮喘、喘息性慢性支气管炎及其他支气管痉挛引起的呼吸困难	成人200 mg，q12h.，以25%葡萄糖注射液稀释至40 mL缓慢注射，时间应在20 min以上，5～10 d为1个疗程或遵医嘱。也可300 mg q.d.，	凡对多索茶碱或黄嘌呤衍生物类药物过敏者、急性心肌梗死患者及哺乳期妇女禁用	剂量要视个体病情变化选择最佳剂量和用药方法，并监测血药浓度。心脏病、高血压、严重血氧供应不足、甲亢、慢性肺源性心脏病、心脏供血不足、心律失常、肝病、消化性溃疡、肾功能不全或合并感染的患

(续表)

名称	适应证	用法用量	禁忌证	注意事项
多索茶碱		加入100 mL 5%葡萄糖注射液或0.9%氯化钠注射液中,缓慢静脉滴注		者及老年人须慎用。增大使用剂量时应注意监测血药浓度(在10 μg/mL范围内治疗有效,20 μg/mL以上为中毒浓度)
厄多司坦	适用于急性和慢性支气管炎,痰液黏稠所致呼吸道阻塞	300 mg p.o. b.i.d.	有严重肝肾功能不良患者慎用	消化性溃疡患者应在医师指导下服用
标准桃金娘油	黏液溶解性祛痰药。适用于急、慢性鼻窦炎和支气管炎	(1)成人、急性患者:300 mg p.o. b.i.d.或t.i.d.(2)慢性患者:300 mg p.o. b.i.d.	孕妇无危险性。哺乳期妇女慎用	高剂量的中毒反应有头晕、恶心、腹痛,严重时可出现昏迷和呼吸障碍。严重中毒后罕见心血管并发症。解救措施为使用液状石蜡3 mL/kg体重;5%碳酸氢钠溶液洗胃,并吸氧
孟鲁司特钠	适用于15岁以上成人哮喘的预防和长期治疗,减轻季节性过敏性鼻炎引起的症状	10mg q.d.睡前服用	孕妇及哺乳期妇女慎用	不应用于治疗急性哮喘发作。不应用本品突然取代吸入或口服皮质类固醇
乙酰半胱氨酸溶液	适用于慢性支气管炎等咳嗽且有黏痰而不易咳出的患者	(1)p.o.:临用前加少量温水溶解,混匀服用或直接口服。①成人:2包t.i.d.②儿童:1包b.i.d./t.i.d.或q.i.d.	老年患者伴有严重呼吸功能不全者慎用。哮喘患者禁用	消化性溃疡患者应在医师指导下使用

名称	适应证	用法用量	禁忌证	注意事项
乙酰半胱氨酸溶液		（2）喷雾：以0.9%氯化钠溶液配成10%溶液喷雾吸入，1～3 mL b.i.d./t.i.d.		
酚磺乙胺	用于防治各种手术前后的出血，也可用于PLT功能不良、血管脆性增加而引起的出血	i.m.或i.v. 0.25～0.5 g/次，0.5～1.5 g/d。iv.gtt：0.25～0.75 g/次，2～3次/d，稀释后滴注。预防手术后出血，术前15～30 min iv.gtt或i.m. 0.25～0.5 g，必要时2 h后再注射0.25 g	孕妇及哺乳期妇女禁用	本品可与维生素K注射液混合使用，但不可与氨基己酸注射液混合使用
白眉蛇毒血凝酶	用于需减少流血或止血的各种医疗情况，如外科、内科、妇产科、眼科、耳鼻喉科、口腔科等临床科室的出血及出血性疾病；可用来预防出血，如手术前用药，可避免或减少手术	i.v.、i.m.或i.h.，也可局部用药。①一般出血：成人1～2 U/次；儿童0.5 U。②各类外科手术：术前1 d晚肌内注射1 U，术前1 h肌内注射1 U，术前15 min静	有血栓史和对本药过敏者禁用	使用期间应注意观察患者的出、凝血时间

(续表)

名称	适应证	用法用量	禁忌证	注意事项
白眉蛇毒血凝酶	部位及手术后出血	脉注射1 U,术后3 d,每日肌内注射1 U。③异常出血:剂量加倍,间隔6 h肌内注射1 U,至出血完全停止		
舍雷肽酶肠溶片	治疗由支气管炎、肺炎、哮喘、支气管扩张等引起的痰液黏稠、咳痰困难	成人每次10 mg(1片),p.o.,t.i.d.,餐后整片吞服	既往有药物过敏史者、凝血功能障碍者、严重肝肾功能不全者慎用	本品为肠溶片,应整片吞服,请勿咀嚼
富马酸酮替芬	用于过敏性鼻炎,过敏性哮喘	1粒,p.o.,t.i.d.	孕妇慎用	不得与口服降糖药物并用;服药期间不得驾驶机、车、船,从事高空作业、机械作业及操作精密仪器

第四节　案例评述

一、临床药学监护要点

（一）抗感染治疗

1. 适应证的审核　支气管扩张患者出现急性加重合并症状恶化，即咳嗽、咳痰痰量增加或性质改变、脓痰增加和（或）喘息、气急、咯血及发热等全身症状时，应考虑应用抗菌药物。仅有黏液脓性痰或脓性痰或仅痰培养阳性不是应用抗菌药物的指征。

2. 支气管扩张常见病原菌及抗感染方案的选择　60%～80%的稳定期支气管扩张患者存在潜在致病菌的定植，最常分离出的细菌为流感嗜血杆菌和铜绿假单胞菌。其他的革兰氏阳性菌如肺炎链球菌和金黄色葡萄球菌也可定植于患者的下呼吸道。

评估是否有铜绿假单胞菌感染的危险因素：① 近期住院；② 频繁（每年4次以上）或近期（3个月以内）应用抗生素；③ 重度气流阻塞（$FEV_1 < 30\%$）；④ OCS（最近2周每日口服泼尼松 > 2周），至少符合4条中的2条。

无铜绿假单胞菌危险因素的患者常见病原菌：肺炎链球菌、流感嗜血杆菌、卡他莫拉菌、金黄色葡萄球菌、肠道菌群（肺炎克雷伯菌、大肠埃希菌）。抗菌药物选择：氨苄西林钠舒巴坦钠，阿莫西林克拉维酸钾，第二代头孢菌素（头孢曲松、头孢噻肟）、莫西沙星、左氧氟沙星。

有铜绿假单胞菌高危因素的患者常见病原菌：上述病原体＋铜绿假单胞菌。抗感染药物：具有抗假单胞菌活性的β-内酰胺类抗生素（如头孢他啶、头孢吡肟、哌拉西林钠他唑巴坦钠、头孢哌酮钠舒巴坦钠、亚胺培南、美罗培南等）、氨基糖苷类、喹诺酮类（左氧氟沙星），可单独应用或联合应用。

3. 剂量和给药途径的确定　抗菌药物的剂量选择应根据感染部位、严重程度，并考虑吸收、分布、代谢和排泄等药代动力学特性，这些因素决定了每种药物的给药剂量及给药间隔。对于时间依赖性抗菌药物，如β-内酰胺类药物，抗菌效果与药物浓度维持在MIC以上的时间有关，应一日多次给药；体外研究显示，当氨基糖苷类和氟喹诺酮类药物浓度超过MIC时，浓度越高，杀菌效果越好，因此这两类药物应一日足量给药。

抗菌药物剂型有片剂、混悬剂、胶囊剂和注射剂。给药途径：轻症感染可接受口服给药者，应首选口服药物；重症感染初始治疗应予静脉给药，以确保药效；病情好转能口服时应及早转为口服给药。抗菌药物应尽量避免局部给药，皮肤黏膜局部应用抗菌药物后很少被吸收，在感染部位不能达到有效浓度，反易引起过敏反应或导致耐药菌产生，因此治疗全身性感染或脏器感染时应避免局部应用抗菌药物。

4. 给药疗程的确定　支气管扩张急性加重期抗菌药物治疗的疗程为14 d左右，但应视病情严重程度、缓解速度、并发症及不同病原体而异，金黄色葡萄球菌、铜绿假单胞菌、克雷伯菌属或厌氧菌等容易导致肺组织坏死，抗菌药物可适当延长疗程。

增加运用阿奇霉素对支气管扩张和弥漫性泛支气管炎的治疗作用。

（二）对因及对症治疗

1. 止血药　咯血是支气管扩张的特征性表现之一，可由咳血痰发展至大量咯血，可给予止血药对症处理。大咯血是支气管扩张致命的并发症,一次咯血量超过200 mL或24 h咯血量超过500 mL为大咯血,严重时可导致窒息。垂体后叶素为治疗大咯血的首选药物,一般静脉注射3~5 min起效,维持20~30 min。支气管扩张伴有冠状动脉粥样硬化性心脏病、高血压、肺源性心脏病、心力衰竭患者及孕妇忌用。

酚磺乙胺的主要药理作用是能使PLT数量增加,增强PLT的凝集和黏附力,促进凝血活性物质的释放,从而产生止血作用。酚磺乙胺作用快速,静脉注射后1h作用最强,一般可维持4~6 h。

白眉蛇毒血凝酶是一种纯化的蛇酶,含有类凝血酶和类凝血激酶,类凝血酶能促进出血部位PLT的聚集,释放一系列凝血因子,形成白色血栓,产生止血效应;类凝血激酶能在出血部位被PLT释放的PLT III因子激活,加速凝血酶形成,促进凝血过程。

酚妥拉明为抗肾上腺素α受体阻断药,具有良好的血流动力学效应,它可舒张血管,降低肺动静脉压、肺毛细血管楔压及外周血管阻力,减少肺血流量,使咯血停止或减少。

2. 化痰药　支气管扩张患者的支气管壁弹性丧失,支气管黏膜纤毛上皮被破坏,痰液排出不畅,可采用体位引流来积极排出痰液,痰液黏稠者可使用化痰药。

氨溴索为多糖纤维分解剂,能够分解糖蛋白的多糖纤维部分,使其断裂致痰黏稠度降低,氨溴索可增加支气管腺体分泌,刺激肺泡表面活性物质的生成,增加浆液腺的分泌,以利于支气管上皮修复,从而改善纤毛上皮黏液层的运输功能。同时,其可使抗菌药物进一步渗入痰液中,使痰液稀释,易于咳出。

厄多司坦为黏液溶解剂,可通过肝脏代谢为含游离巯基的活性物质从而发挥溶解黏痰的作用,含游离巯基的活性物质使支气管分泌物黏蛋白的二硫键断裂,从而有利于痰液排出。乙酰半胱氨酸为黏液溶解剂,其分子中所含的巯基能使痰液中糖蛋白多肽链中的二硫键断裂从而降低痰液黏度,促进痰液排出。

标准桃金娘油可重建上、下呼吸道的黏液纤毛清除系统的清除功能,从而稀化和碱化黏液,增强黏液纤毛运动,使痰液移动速度显著增加,从而促进痰液排出。此外,标准桃金娘油具有抗炎作用,能通过减轻支气管黏膜肿胀而起到舒张支气管的作用。标准桃金娘油对细菌和真菌亦具有杀菌作用。

雾化吸入乙酰半胱氨酸可溶解黏液,其分子式中含有巯基,可使多肽链中的双硫键断裂,降低痰的黏度,从而使痰液易排出。其不仅能溶解白痰也能溶解脓性痰,适用于大量黏痰引起呼吸困难及咳痰困难的患者,对脓性痰液中的 DNA 也具有一定的降解作用。

3. 支气管扩张剂 由于支气管扩张患者常合并气流阻塞及气道高反应性,因此应经常使用支气管扩张剂。支气管扩张剂可改善气流受限,帮助清除分泌物。雾化吸入特布他林可以选择性激动 β_2 受体从而使支气管扩张。吸入支气管扩张剂 5 min 方可起效,作用持续 $4 \sim 6$ h。多索茶碱为甲基黄嘌呤的衍生物,可直接松弛支气管平滑肌,且较氨茶碱不良反应少,相对安全,可以缓解患者气道高反应性。

4. 镇咳药 支气管扩张患者存在气道高反应性,从而出现咳嗽,可给予镇咳药对症治疗。复方甲氧那明主要成分为甲氧那明、那可丁、氨茶碱、马来酸氯苯那敏。甲氧那明可抑制支气管痉挛,缓解哮喘发作时的咳嗽。那可丁为外周性止咳药,可抑制肺牵张反射引起的咳嗽,兼具兴奋呼吸中枢作用,镇咳一般持续 4 h,无成瘾性。氨茶碱亦可抑制支气管痉挛,还可抑制支气管黏膜肿胀,缓解哮喘发作时的咳嗽,使痰易咳出。马来酸氯苯那敏具有抗组胺作用,能够抑制上呼吸道炎症引起的咳嗽。

酮替芬兼有很强的 H_1 受体拮抗作用和抑制过敏介质释放的作用,不仅能抑制支气管黏膜下肥大细胞释放组胺,还可抑制血液中 BAS 释放组胺,兼有变态反应性疾病的预防及治疗的双重功能,同时也能抑制细胞的趋化作用和炎症反应。

5. 抗炎药 ICS可拮抗气道慢性炎症,少数随机对照研究显示,吸入ICS可减少排痰量,改善生活质量,有铜绿假单胞菌定植者改善更明显,但对肺功能及急性加重次数并无影响。布地奈德是一种具有高效局部抗炎作用的糖皮质激素,它能增强内皮细胞、平滑肌细胞和溶酶体膜的稳定性,抑制免疫反应和降低抗体合成,从而使组胺等过敏活性介质的释放减少和活性降低,并能减轻抗原抗体结合时激发的酶促过程,抑制支气管收缩物质的合成和释放而减轻平滑肌的收缩反应。

二、常见用药错误归纳与要点

(一)治疗方案不规范

该患者应用祛痰药盐酸氨溴索注射液用量为每次90 mg,每日1次,说明书规定该药用法用量为每次15～30 mg,每日2～3次,该用法超出说明书中用量,有较多循证医学证据氨溴索大剂量应用具有抗炎、抗氧化、促进肺泡表面活性物质生成等特殊功能。但同时也有研究表明,大剂量应用该药可增加过敏反应的风险,所以应按照说明书规定给药。

(二)药物相互作用未重视

茶碱治疗窗较窄,用量过多可引起中毒,复方甲氧那明是复方制剂,含有氨茶碱(每粒含25 mg),与多索茶碱同时使用,可能会引起茶碱积蓄中毒,应予以监护。喹诺酮类与茶碱类药物合用时能由于细胞色素P450结合部位的竞争性抑制,导致茶碱类的肝消除明显减少,血消除半衰期明显延长,血药浓度升高,也容易出现茶碱中毒现象,应密切监护。

(三)选择不推荐药物

根据首个支气管扩张全球性专业指南——英国胸科学会(BTS)公布的《非囊性纤维化支气管扩张指南》中,不推荐常规应用甲基黄嘌呤类药物,病例中多索茶碱属甲基黄嘌呤类衍生物,属《非囊性纤维化支气管扩张指南》不推荐药物,其在支气管扩张患者中的使用也存在争议。

第五节 规范化药学监护路径

支气管扩张是指近端中等大小的支气管由于管壁的肌肉和弹性成分被破坏导致的不可逆扩张。治疗的原则是去除病原,促进痰液排出,控制感染,必要时手术治疗。为了使抗感染和对症治疗达到最佳效果,并确保患者用药安全,临床药师要按照个体化治疗的要求,依据规范化药学监护路径,开展具体的药学监护工作。

现参照支气管扩张临床路径中的临床治疗模式与程序,建立支气管扩张治疗的药学监护路径(表3-3)。意义为规范临床药师对支气管扩张患者开展有序、适当的临床药学服务工作,并以其为导向为患者提供个体化的药学服务。

表3-3 支气管扩张药学监护路径

适用对象:第一诊断为支气管扩张

患者姓名:_____   性别:_____   年龄:_____

门诊号:_____   住院号:_____

住院日期:____年____月____日

出院日期:____年____月____日

标准住院日:10 d内

时　间	住院第1天	住院第48～72小时	维持阶段	（出院日）
主要诊疗工作	□ 药学问诊(附录1) □ 初始治疗方案分析 □ 制订监护计划	□ 抗感染疗效分析 □ 完善药学评估(附录2) □ 药历书写(附录3)	□ 医嘱审核 □ 疗效评价 □ 不良反应监测 □ 用药注意事项	□ 药学查房 □ 完成药历书写(附录3) □ 出院用药教育
重点监护内容	□ 一般患者信息 □ 药物安全性 □ 药物相互作用审查	□ 治疗效果评估 □ 既往病史评估 □ 用药依从性评估	**病情观察** □ 参加医师查房，注意病情变化 □ 药学独立查房，观察患者药物反应，检查药物治疗相关问题 □ 查看检查、检验报告指标变化 □ 检查患者服药情况 □ 药师记录 **监测指标** □ 症状 □ 体温 □ 血常规 □ 肝肾功能	**治疗评估** □ 抗感染效果评价 □ 呼吸道症状改善情况 **出院教育** □ 正确用药 □ 患者自我管理 □ 定期门诊随访 □ 监测血常规、肝肾功能、电解质
病情变异记录	□ 无 □ 有,原因: 1. 2.	□ 无 □ 有,原因: 1. 2.	□ 无 □ 有,原因: 1. 2.	□ 无 □ 有,原因: 1. 2.
药师签名				

费轶博　陆文杰

第四章

支气管哮喘

第一节 疾病基础知识

【病因和发病机制】

1. 病因 哮喘的病因比较复杂,主要分为宿主因素(如遗传、性别、种族、特应性、气道高反应性、肥胖等)和环境因素(如变应原、职业性致敏物、病原体、空气污染、吸烟、饮食和药物等),其他如运动、过度通气、气候变化、情绪波动、微量元素缺乏、月经和妊娠等生理因素均可成为哮喘的诱发因素。

2. 发病机制 哮喘的发病机制主要包括气道炎症机制、气道重构机制、气道高反应性发生机制、免疫与变态反应机制、气道的神经-受体调节机制及神经源性炎症等。其中,T细胞介导的免疫调节失衡与慢性气道炎症的发生是最重要的哮喘发生机制。气道重构与慢性炎症和上皮损伤修复相关,气道慢性炎症与气道重构共同导致气道高反应性的发生。

【诊断要点】

临床表现

(1)反复发作的喘息、气急、胸闷或咳嗽,多与接触变应原、冷空气、物理或化学性刺激及病毒性上呼吸道感染、运动等有关。

(2)发作时双肺可闻及散在或弥漫性、以呼气相为主的哮鸣音,呼气相延长。

(3)上述症状和体征可经治疗缓解或自行缓解。

(4)除外其他疾病所引起的喘息、气急、胸闷和咳嗽。

(5)临床表现不典型者,应至少具备以下一项阳性:① 支气管激发试验或运动激发试验阳性；② 支气管舒张试验阳性（FEV_1 增加 $\geq 12\%$，且 FEV_1 增加绝对值 ≥ 200 mL）；③ 最大呼气流量（PEF）昼夜变异率 $\geq 10\%$。

符合（1）～（4）或（4）、（5）者，可以诊断为哮喘。

2017年《全球哮喘防治创议》强调对经治患者需进行确诊，并相应调整治疗方案：

（1）可变的呼吸道症状及可变的气流受限：哮喘诊断可以确诊，需进一步评估哮喘控制水平并回顾哮喘的控制性治疗。

（2）可变的呼吸道症状但不可变的气流受限：停用支气管扩张剂后（SABA：4 h；LABA：>12 h）（SABA为短效β_2受体激动剂，LABA为长效β_2受体激动剂）或症状发作时需要重做支气管可逆性试验，如正常，则考虑其他诊断。若 $FEV_1 > 70\%$ 预计值，则考虑支气管激发试验。如为阴性，考虑降级控制性治疗，并在2～4周重新评估。若 $FEV_1 < 70\%$ 预计值，则考虑升级控制性治疗3个月，然后重新评估症状和肺功能。如果没有效果，恢复之前的治疗并参考患者的诊断和调查。

（3）几乎无呼吸道症状，肺功能正常，无可变的气流受限：停用支气管扩张剂后（SABA：4 h；LABA：>12 h）或有症状时重做支气管可逆性试验。如正常，则考虑其他诊断。考虑给予降级控制性治疗：如出现症状且肺功能下降，则确诊为哮喘，并升级控制性治疗至之前的最低有效剂量；如在最低级的控制性治疗时症状和肺功能无变化，则考虑停用控制药物，并密切监测患者至少12个月。

（4）持续性气促及气流受限：考虑升级控制性治疗3个月，然后重新评估症状和肺功能。如无效果，恢复之前的治疗并参考患者的诊断和调查。考虑哮喘-COPD重叠（asthma-COPD overlap, ACO）。

【治疗】

1. 治疗原则 哮喘的治疗原则主要包括去除诱因、控制发作和预防复发。急性发作期治疗重点为抗炎、平喘,以便尽快缓解症状、解除气流受限和低氧血症;慢性持续期应坚持长期抗炎,降低气道反应性,防止气道重塑,避免危险因素和自我保健。哮喘治疗的长期目标是获得良好的症状控制,减少未来急性发作、气流受限持续存在、治疗出现副反应的风险,应持续、规范地进行个体化治疗。

2. 治疗方法

(1)去除诱因:变应原或其他非特异刺激因素的存在可引起哮喘发作,去除诱因是预防哮喘发病和症状加重的重要方法之一,如抗感染、气道分泌物湿化引流、脱离变应原等。部分患者能找到哮喘发作的诱因,应指导患者减少对变应原和危险因素的接触,以改善哮喘控制效果并减少治疗药物需求量。

(2)病因病理治疗:气道炎症几乎是所有类型哮喘的共同特征,也是临床症状和气道高反应性的基础。气道炎症存在于哮喘的所有时段,抗炎治疗是哮喘的基础治疗。虽然哮喘目前尚不能根治,但以抑制炎症为主的规范治疗能够控制哮喘临床症状。哮喘急性发作期的治疗取决于发作的严重程度及对治疗的反应,常需使用全身激素,特别是中重度以上的急性发作,可以迅速减轻或抑制炎症过程,减轻气道阻塞及气道高反应状态,大大缩短哮喘的缓解时间。哮喘慢性持续期以气道慢性炎症为主,推荐局部用药治疗。长期控制药物以ICS为首选,根据不同的哮喘症状、肺功能、控制水平等选择不同的ICS剂量或联合其他控制药物。白三烯受体拮抗剂可以作为轻度哮喘的替代药物。

(3)对症治疗:主要目的为舒张支气管。急性发作期的治疗应尽快使用支气管炎扩张剂(β_2受体激动剂、抗胆碱药、茶碱类等)缓解气道痉挛,并用祛痰药稀释痰液。非急性发作时亦需要用长效支气管扩张剂以控制哮喘症状。

(4)防治并发症:哮喘急性发作期可能出现各种并发症,如下呼吸道感染、呼吸衰竭、电解质紊乱、酸碱失衡、气胸、肺不张等。

可予以相应的对症处理,如使用抗菌药物抗感染、适当补液以维持电解质平衡、给予氧疗以纠正低氧血症、合并代谢性酸中毒时适当补碱等。此外,某些由哮喘治疗药物引起的并发症更应密切监护、谨慎处理,如患有心律失常的哮喘患者使用β_2受体激动剂可能诱发或加重心律失常、患有前列腺肥大或青光眼的哮喘患者使用抗胆碱能药物可能出现排尿困难或青光眼复发等。

第二节 经典案例

案例一

一、案例回顾

【主诉】

胸闷、乏力、活动受限加重1周。

【现病史】

患者，男，60岁。11年前，患者因胸闷、乏力、活动受限加重在外院就诊，心脏超声检查：右心房、右心室肥大，重度肺动脉高压（80 mmHg，↑）。为进一步诊治入院就诊。就诊时：气促明显，呼吸35次/min，口唇发绀，杵状指，HR 110次/min，律齐，两肺广泛哮鸣音，双下肢水肿。因呼吸困难无法走路，坐轮椅进入诊室。哮喘控制测试（asthma control test，ACT）评分为7分。因病情严重嘱患者急诊留观，但患者自觉症状与往常相似，并无急性加重，不愿急诊留观。当时查血常规：WBC 10.5×10^9/L，EOS 1.11×10^9/L；血清IgE：1 530 U/mL（↑）；动脉血氧饱和度（SaO_2）68%（↓）；胸部X线提示两肺肺气肿改变；变应原皮肤测试提示对屋尘螨、粉尘螨、多种花粉强阳性。因病情严重未行肺功能检测。

【既往史】

患者自幼有哮喘史，伴过敏性鼻炎，反复气喘发作，长期使用硫酸沙丁胺醇气雾剂，但未使用ICS等控制药。患者自2004年起因哮喘进行性加重，活动明显受限，不能胜任日常活动，被迫提前退休，并因缺氧长期家庭氧疗，曾多次因哮喘加重、II型呼吸衰竭住院治疗。无糖尿病、高血压等其他基础疾病。

【社会史、家族史、过敏史】

否认社会史、家族史、过敏史。

【体格检查】

见现病史。

【实验室检查及其他辅助检查】

1. 实验室检查　见现病史

2. 其他辅助检查　见现病史

【诊断】

哮喘合并COPD，Ⅱ型呼吸衰竭，肺源性心脏病，心功能不全。

【用药记录】

1. 抗炎平喘　沙美特罗氟替卡松粉吸入剂 50 μg/500 μg 吸入 b.i.d.（2007年7月25日～至今）；孟鲁司特钠片 10 mg p.o. q.n.（2007年9月22日～至今）；茶碱缓释片 0.2 g p.o. b.i.d.（2007年7月25日～2008年8月25日）；泼尼松片 10 mg p.o. t.i.d.（2007年7月25日开始，用药14 d；减量至 5 mg p.o. t.i.d.，用药14 d；减量至 5 mg p.o. b.i.d.，用药7 d；减量至 5 mg p.o. q.d.维持，至2008年8月25日停药）。

2. 利尿　氢氯噻嗪片 25 mg p.o. b.i.d.（2007年7月25日～2007年8月21日）；螺内酯片 20 mg p.o. b.i.d.（2007年7月25日～2007年8月21日）。

【药师记录】

第1次门诊：初始给予治疗方案以抗炎平喘利尿改善心功能为主，嘱患者1周后随访。

第2次门诊（治疗7 d）：患者呼吸困难症状明显改善，可自行走路，ACT评分为20分，SaO_2 75%（↓）。治疗方案不变，继续随访。患者原方案继续治疗1周。呼吸困难症状进一步改善，ACT评分22分，SaO_2 80%（↓）。评估后给予泼尼松片减量至 5 mg t.i.d.，其治疗方案不变。嘱2周后随访。

第3次门诊（治疗14 d）：患者自诉生活跟正常人一样，已无胸闷气喘等哮喘发作症状。ACT评分24分。查体两肺呼吸音清，未及干、湿啰音。SaO_2 81%（↓）。肺功能检查示FEV_1 0.90 L（↓），占预计值26.1%（↓），FVC 1.62 L（↓），占预计值37.8%（↓），支气管舒张试验阴性，为重度阻塞性通气功能障碍。泼尼松片继续减量至5 mg b.i.d.，停用利尿剂，继续沙美特罗氟替卡松吸入剂50 μg/500 μg 吸入 b.i.d.，茶碱缓释片0.2 g p.o. b.i.d.。并嘱1周后泼尼松片继续减量至5 mg q.d.，随后停用泼尼松片。1个月后随访。

第4次门诊（治疗28 d）：患者自诉泼尼松5 mg b.i.d.治疗7 d减量至5 mg q.d.时即觉常有胸闷不适。5 mg q.d.治疗7 d后停用泼尼松，症状随即加重，ACT评分降至20分，SaO_2 75%。考虑到该患者病情严重，4级治疗不能使哮喘控制，决定升至第5级治疗，加用泼尼松片5 mg p.o. q.d.及孟鲁司特钠片10 mg p.o. q.n.作为控制治疗药物，并继续使用沙美特罗氟替卡松粉吸入剂50 μg/500 μg 吸入 b.i.d.，茶碱缓释片0.2 g p.o. b.i.d.。1个月后随访。

患者在随后的每月1次随访中，ACT评分为23～25分，无哮喘症状，未使用缓解药物。自初始治疗5个月后，即停止家庭氧疗，并恢复上班。治疗7个月随访时，肺功能检查：FEV_1 1.00 L（↓），占预计值28.8%（↓），FVC 1.94 L（↓），占预计值44.3%（↓），仍为重度阻塞性通气功能障碍，支气管舒张试验阴性。动脉血气分析：PH 7.38，PaO_2 53 mmHg（↓），$PaCO_2$ 53 mmHg（↑），SaO_2 86%（↓）（Ⅱ型呼吸衰竭，代偿期）。心脏彩超：右心房右心室轻度增大，轻度肺动脉高压（33 mmHg，↑）。胸部CT：两肺慢性炎症改变。

继续治疗半年，患者一般情况良好，病情稳定，至2007年第一次就诊后未有哮喘急性发作。复查动脉血气分析：PH 7.39，PaO_2 60 mmHg（↓），$PaCO_2$ 50 mmHg（↑），SaO_2 92%。停用泼尼松和茶碱缓释片。

维持治疗方案为：沙美特罗氟替卡松粉吸入剂50 μg/500 μg

吸入 b.i.d.，孟鲁司特钠片 10 mg p.o. q.n.。

二、案例分析

【抗炎平喘治疗】

该案例是一例哮喘长期不规范治疗，在 50 年的哮喘病程中没有规范使用 ICS 控制气道炎症，导致哮喘反复发作，长期缺氧。这不仅导致严重的气道重塑，肺功能下降，并由此导致肺动脉高压、慢性肺源性心脏病和Ⅱ型呼吸衰竭。

经过规范的哮喘治疗，患者肺功能改善，哮喘控制，肺动脉压力下降，并重返工作岗位。可见，即使最严重的哮喘，针对气道炎症的抗炎治疗及按照我国《支气管哮喘防治指南》规范使用控制药物也能给患者带来极大益处，能明显改善症状，提高生活质量。

在哮喘的分级治疗中，对于严重的患者，如第 4 级治疗不能使哮喘得到控制，必要时可升至第 5 级治疗，加用小剂量的糖皮质激素口服作为控制药物，可给患者带来益处。

另外，严重气道重塑的哮喘即使经过规范治疗，症状有明显改善，但有些患者肺功能仍不能明显改善，即哮喘合并 COPD。对这类患者，ACT 评分则是个很好的补充，可以用 ACT 来评估患者的哮喘控制情况。

临床药师观点：对于哮喘的药物治疗，规律使用控制药物预防哮喘发作是非常重要的。长期治疗不规范导致哮喘未控制对疾病的预后影响极大。当然，即便对于严重气道重塑的哮喘患者，经过规范治疗，病情也是可以得到改善的。

三、药学监护要点

1. 疗效监护　患者胸闷、乏力、活动受限是否有好转，肺部哮鸣音是否消失，肺功能、动脉血气分析等有无改善。

2. 不良反应监护

（1）OCS：逐渐减量至 5 mg/d 后维持，长期口服激素应关注其可能的不良反应。① 导致机体抵抗力下降，从而诱发感染，患者应少去人多密集的环境。② 诱发或加重消化性溃疡，用药期间，应关注患者胃肠道是否有不适,必要时行粪隐血检查。③ 出现高血压、高血糖,用药期间监测血压、血糖。④ 导致骨质疏松,应监测骨密度。

(2)ICS/β₂受体激动剂:吸入制剂全身吸收少,全身不良反应较少,应关注其局部不良反应,如咽喉疼痛不适、口腔念珠菌感染等,需指导患者正确吸入方法,吸入后及时漱口。

(3)茶碱缓释片:患者用药剂量较小,肝肾功能正常,一般不易引起茶碱中毒,无须长期监测茶碱血药浓度,应关注茶碱不良反应,如恶心、呕吐、失眠、震颤、易激动、胃食管反流、心动过速等症状。

3. 执行情况监护 患者使用吸入制剂方法是否正确,是否2次/d规律吸入沙美特罗氟替卡松粉吸入剂。泼尼松片减量为每天1次后是否为8:00左右服药。茶碱缓释片不能掰开服用,应确认患者整片吞服。

案例二

一、案例回顾

【主诉】

间断性喘息、咳嗽40余年,加重2个月。

【现病史】

患者,女,44岁。幼时哮喘,4～7岁反复出现咳嗽、喘息。7岁后未再发作。10年前再次出现气喘、咳嗽症状,当地医院诊断为哮喘,经治疗后缓解,未用长期控制药物。4年前,症状再次出现,在我院诊断为哮喘。给予沙美特罗氟替卡松粉吸入剂50 μg /250 μg b.i.d.长期吸入治疗,但患者并未规律使用。近2年来症状加重,发作频繁,多次住院,经抗感染、平喘等治疗后好转。1年前,换用吸入药物,开始规律使用布地奈德福莫特粉吸入剂(320 μg / 9 μg),每日2次吸入。在此期间曾因哮喘急性发作至当地医院住院治疗,给予射流雾化吸入布地奈德混悬液1 mg联合复方异丙托溴铵溶液2 mL,每日3次,共20余天。患者出现声音嘶哑、咽喉疼痛,考虑为吸入激素引起的局部不良反应。出院后声音嘶哑和咳嗽症状并未改善。2个月前，因胸闷、喘息、咳嗽较前明显加重，并咳黄色黏痰，无发热、胸痛、盗汗等至当地医院就诊。查血总IgE为130.9 U/mL（↑）；痰细菌培养（－）；痰真菌涂片见真菌菌丝；痰真菌培养：黄曲霉菌（＋），白念珠菌（＋）；胸部CT未见明显异常；纤支镜检查示会厌声带黏膜充血，可见明显白斑附着，双侧支气管黏膜炎症性改变。给予甲泼尼龙抗炎、支气管扩张剂平喘，并口服伏立康唑片（0.2 g q12h.）抗真菌治疗。经治疗后上述症状好转，同时声音嘶哑、咽喉疼痛也逐渐好转。用药1月余，自行停用伏立康唑，咳嗽及声音嘶哑又较前明显。近期又因气喘症状明显，来我院就诊。

【既往史】

约6年前于当地医院行宫外孕手术史。患者有过敏性鼻炎，无其他基础疾病。否认吸烟、饮酒等不良嗜好。

【社会史、家族史、过敏史】

青霉素过敏，头孢拉定过敏。

【体格检查】

T: 37℃; P: 80次/min; R: 19次/min; BP: 117/69 mmHg。

神志清晰，精神尚可，呼吸平稳，营养中等，表情自如，发育正常，自主体位，应答流畅，查体合作。全身皮肤无黄染，无肝掌、蜘蛛痣。全身浅表淋巴结无肿大，头颅无畸形，巩膜无黄染、眼球无突出、瞳孔等大等圆、对光反射灵敏，听力正常、外耳道无分泌物、耳郭及乳突无压痛、鼻中隔无偏曲、鼻翼无扇动、鼻窦区无压痛、口唇红润光泽、口腔无特殊气味、伸舌居中、扁桃体无肿大、腮腺正常。颈软，气管居中，甲状腺未及肿大，胸廓无畸形，双肺叩诊清音，听诊呼吸音清。心前区无隆起，心界不大，HR 80次/min，律齐。腹部平软，肝脾肋下未及。双下肢无水肿。

【实验室检查及其他辅助检查】

1. 实验室检查

(1) 血常规：基本正常。

（2）尿常规：基本正常。

（3）粪常规：基本正常。

（4）血总 IgE：130.9 U/mL（↑）。

2. 其他辅助检查

（1）血清变应原特异性 IgE 检测：户尘螨（＋），霉菌类（＋），其余阴性。

（2）胸部 CT：左肺上叶舌段胸膜下点状影。

（3）纤支镜检查：未见明显异常。

【诊断】

哮喘，上气道曲霉菌感染？

【用药记录】

1. 抗炎平喘　布地奈德混悬液 1 mg+复方异丙托溴铵溶液 2.5 mL+0.9%氯化钠注射液 2 mL 射流雾化吸入 t.i.d.（d_1）；注射用甲泼尼龙琥珀酸钠 40 mg＋0.9%氯化钠注射液 100 mL iv.gtt q.d.（d1）。

2. 抗真菌　伏立康唑片 0.2 g p.o. q12h.（d1–出院）。

3. 化痰　注射用盐酸氨溴索 30 mg＋0.9%氯化钠注射液 100 mL iv.gtt b.i.d.（d1）。

【药师记录】

患者反复咳嗽，声音嘶哑明显，用药后气喘明显改善。射流雾化吸入治疗期间，药师查房时发现患者并不知道射流雾化吸入后需要及时漱口，之前在当地医院住院并行 20 余天射流雾化吸入 ICS 联合支气管扩张剂的治疗，吸入后并未及时漱口。药师指导其正确的射流雾化吸入技术，并告知吸入用药仅部分可以进入气道，大部分药物会在咽喉处残留，引起局部不良反应甚至局部真菌感染。因此雾化吸入后及时漱口清除残留药物非常重要。患者表示以后吸入药物后一定及时漱口。

同时，患者告诉药师，在当地医院使用伏立康唑片后出现皮肤变黑非常明显，遂自行停用伏立康唑片。追问后发现患者用药时间为夏天，用药期间经常外出，并未注意防晒。除了药物本身的光敏性外，日光照射可能增加了皮肤的不良反应，使得皮肤变黑。药师建议其在用药期间应避免强烈或长时间的日光直射，并做好防晒措施。

二、案例分析

【抗炎平喘治疗】

ICS是哮喘主要治疗药物，局部给药，全身吸收少，全身不良反应较小，而其局部不良反应往往是影响患者依从性的一个重要因素。Nicholas J等综述了ICS的局部不良反应，包括声音嘶哑、咽喉不适、口咽部念珠菌病、咳嗽等。多项临床试验显示，5%～10%的患者有局部的不良反应。基于患者问卷的调查则显示局部不良反应的发生率高达55%～58%。Dubus等对儿童哮喘患者进行问卷调查和临床检查，发现接受ICS治疗的哮喘患者出现至少一种局部不良反应者大于60%。

该患者射流雾化吸入ICS后出现声音嘶哑、咽喉疼痛，主要考虑ICS引起的局部不良反应。药师经询问得知患者并未做到雾化吸入后及时漱口。射流雾化吸入激素剂量较大，加上患者漱口不及时，局部不良反应发生率则更高。患者除了常见的声音嘶哑、咳嗽外，还合并上气道的曲霉菌感染。药师查阅国内外文献并未找到ICS相关性上气道曲霉菌感染的报道。基于该患者痰曲霉菌培养阳性，纤支镜检查示白斑附着，且伏立康唑片治疗有效，停用伏立康唑片症状加重，考虑上气道曲霉菌感染，建议继续伏立康唑片口服治疗。同时，ICS剂量减小，为获得哮喘控制可以联合口服白三烯受体拮抗剂（如孟鲁司特钠片10 mg p.o. q.n.）。另外，向患者强调吸入ICS后及时进行深漱口的重要性。

吸入ICS出现声音嘶哑、咽喉疼痛，一般考虑药物的局部不良反应，给予用药指导，即吸完药后立即漱口，大多会消失和减轻。若出现口咽部白斑，提示可能存在口腔真菌感染，使用2%～3%碳酸氢钠液漱口能有效预防、控制和治疗口腔感染，或口服氟康唑治疗口腔念珠菌感染。如果经过处理疗效不好，还要警惕上气道曲霉菌感染,特别是对于大剂量激素吸入时间较长、吸入技术欠佳、没有及时漱口或免疫功能较差者。必要时给予直接喉镜或纤支镜检查,一旦确定曲霉菌感染,则给予抗曲霉菌治疗。

临床药师观点:患者出院时,建议降低ICS剂量,并联合口服孟鲁司特片作为长期控制药物。对于上气道曲霉菌感染,不排除药物因素,建议继续口服伏立康唑片治疗。出院带药:孟鲁司特钠片10 mg p.o. q.d.;布地奈德福莫特罗粉吸入剂160 μg/4.5 μg吸入b.i.d.;伏立康唑片 0.2 g p.o. b.i.d.。

用药2周随访,患者气喘未发作,声音嘶哑、咽喉疼痛症状明显好转。药师建议伏立康唑片继续服用2周,若声音嘶哑等症状完全消失,则停用抗真菌药物。

三、药学监护要点

1. **疗效监护**　患者气喘发作情况、声音嘶哑、咽喉疼痛症状有无好转。

2. 不良反应监护

(1)射流雾化吸入布地奈德混悬液+复方异丙托溴铵溶液:射流雾化吸入药物剂量相对较大,需关注全身吸收部分药物可能导致的全身不良反应。例如,应用复方异丙托溴铵溶液可能会出现β_2受体激动和抗胆碱方面的副作用,如头痛、眩晕、焦虑、心动过速、骨骼肌震颤、心悸、口干等。发生率较高的局部不良反应是监护重点,如是否出现声音嘶哑、咽喉不适或疼痛甚至口腔局部真菌感染等。雾化吸入期间应注意避免使药液接触到眼睛,以免引起眼压升高或其他眼部问题。

(2)在使用伏立康唑时应当监测血电解质,如存在低钾血症、低镁血症和低钙血症等电解质紊乱则应纠正。此外,患者在使用伏立康唑时必须常规监测肝肾功能,以防发生肝肾损害,特别是肝功能检查、胆红素和血肌酐值,如肝肾功能发生异常,则应停药。患者在伏立康唑治疗期间,应避免强烈或长时间的日光直射,若发生光毒性反应则应考虑停用该药。

（3）注射用甲泼尼龙琥珀酸钠可能会使血压、血糖升高，用药期间应监测血压、血糖。同时，关注胃肠道反应，一旦出现胃部不适考虑激素引起的消化道不良反应，及时给予胃黏膜保护剂或抑酸药。

3. 执行情况监护　该患者执行情况监护主要有三点：吸入技术是否规范、正确；是否遵医嘱规律使用吸入药物；使用伏立康唑期间是否避免日光暴晒。

案例三

一、案例回顾

【主诉】

反复咳嗽、咳痰、气促4年，加重1周。

【现病史】

患者，男，68岁。4年前，反复出现咳嗽、咳痰伴气促，黄色脓痰，冬春季节好发。近一年来，患者自觉平地行走100米即感气促不适，且间断出现双下肢水肿。诊断为哮喘合并COPD。平素规律使用布地奈德福莫特罗粉吸入剂、噻托溴铵粉吸入剂等药物。近1周来无明显诱因再发上述症状，且较前加重，黄色脓痰，不易咳出，无发热，稍活动即刻胸闷气促，伴双下肢水肿，且无法平卧。自行服用泼尼松片15 mg q.d.，连续服用4 d，症状无缓解。于3 d前至当地医院就诊，查血常规：WBC 8.69×10^9/L，NEUT 81.5%（↑）；CRP 1.0 mg/L；胸片符合慢性支气管炎、肺气肿右下肺大泡可能。门诊予头孢美唑注射液抗感染，注射用多索茶碱平喘，甲泼尼龙注射液消炎，单硝酸异山梨酯片扩血管，呋塞米片减轻心脏负荷等治疗3 d，症状无明显缓解。遂转来呼吸科住院治疗。患者发病以来，无胸痛、咯血，无寒战高热，食欲减退，睡眠欠佳，大小便无异常。

【既往史】

慢性咳嗽、咳痰伴气促史4年。2年前做肺功能：FEV_1 0.83 L，FEV_1占预计值29.54%，FEV_1/FVC 53.84%，支气管舒张试验（－）；胸部CT：两肺少许慢性炎症，右肺下叶支气管轻度扩张，两肺肺气肿。1年前曾做心脏彩超2次，肺动脉压力分别为32 mmHg和56 mmHg。

【社会史、家族史、过敏史】

无抽烟、喝酒等不良嗜好。对磺胺类药物过敏，否认食物过敏史。

【体格检查】

T：36.2℃；P：112次/min；R：32次/min；BP：160/100 mmHg。

神志清晰，精神尚可，呼吸急促，营养中等，表情自如，发育正常，自主体位，应答流畅，查体合作。全身皮肤无黄染，无肝掌、蜘蛛痣。全身浅表淋巴结无肿大，鼻翼无扇动、口唇红润光泽、伸舌居中、扁桃体无肿大。颈软，甲状腺未及肿大，双肺叩诊清音，听诊呼吸音低、可闻及少量干、湿啰音。HR 112次/min，律齐。腹部平软，肝脾肋下未及，肝肾区无叩击痛，双下肢无水肿。

【实验室检查及其他辅助检查】

1. 实验室检查

（1）血常规：WBC 13.91×10^9/L（↑），NEUT 86.1%（↑），其余基本正常。

（2）肝肾功能：基本正常。

（3）ESR：32 mm/h（↑）。

（4）CRP：3.0 mg/L。

（5）动脉血气分析（吸氧3 L/min）：pH 7.37，PaO_2 91 mmHg，$PaCO_2$ 53 mmHg（↑），SaO_2 97%。

（6）多次痰培养（－）。

2. 其他辅助检查

（1）心脏彩超：肺动脉压力56 mmHg（↑）。

（2）胸部CT：肺气肿合并肺大泡，右上肺及左下肺炎症；右下肺支气管轻度扩张。

【诊断】

哮喘合并COPD，Ⅱ型呼吸衰竭。

【用药记录】

住院期间用药：

1. **抗炎平喘** 甲泼尼龙注射液 40 mg＋0.9%氯化钠注射液 10 mL iv.gtt q8h.（用药 3 d；减量至 40 mg q12h.，用药 4 d；减量至 30 mg q12h.，用药 4 d，减量至 20 mg q12h.，用药 4 d；序贯口服泼尼松片 10 mg p.o. q12h.，用药 4 d；减量至泼尼松片 15 mg p.o. q.d.，带药出院）；布地奈德混悬液 2 mg＋复方异丙托溴铵溶液 2.5 mL＋0.9%氯化钠注射液 2 mL 射流雾化吸入 t.i.d.（d1-出院）。

2. **抗感染** 注射用头孢吡肟 2 g＋0.9%氯化钠注射液 100 mL iv.gtt q12h.（用药 8 d）（d1-8）。

3. **抗高血压** 培哚普利片 8 mg p.o. q.d.（d1-出院）。

出院带药：

1. **抗炎平喘** 泼尼松片 15 mg p.o. q.d.（每 5 d 减量 5 mg，直至停药）；布地奈德福莫特罗粉吸入剂 320 μg/9 μg 吸入 b.i.d.；噻托溴铵粉吸入剂 18 μg 吸入 q.d.。

2. **抗高血压** 培哚普利片 8 mg p.o. q.d.。

【药师记录】

入院后：查 WBC 9.75×10^9/L（↑），NEUT% 81.2%（↑）；CRP 49.4 mg/L（↑）；ESR 69 mm/h（↑）；胸部 CT 示左下肺及右上肺炎症，考虑可能存在感染。给予阿奇霉素片 0.5 g p.o. q.d.抗感染治疗。患者经抗感染、抗炎平喘治疗后，症状明显缓解。药师进行药学查房，对其吸入药物治疗进行指导，交流后发现患者的用药情况：

（1）患者射流雾化吸入方法正确；长期使用的噻托溴铵粉吸入剂和布地奈德福莫特罗粉吸入剂的使用方法正确，平时每天规律吸入。

（2）患者平素气喘症状控制不佳，每天都需使用沙丁胺醇气雾剂（100 μg/喷，200 喷/支）缓解症状，每月使用 1 支左右。

（3）患者利用自己专长（机械研发人员），自创一种可以延长布地奈德福莫特罗粉吸入剂使用时间的方法，即把用完的吸入拆开，将储药池剩余药粉装入小瓶，用挖耳勺舀药粉从吸嘴处倒入，可继续使用15～20 d。

药师对其进行用药指导，指出将布地奈德福莫特罗粉吸入剂（都保）拆开倒出剩余药粉再每次重新装入后吸药的用法是不恰当的，患者表示他已经试验近半年了，剂量已摸索准确，从装置的机械结构来说是没有问题的。

二、案例分析

【抗炎平喘治疗】

该案例中患者的治疗方案是符合我国《支气管哮喘防治指南》和《慢性阻塞性肺疾病诊治指南》推荐的，同时，患者用药方法正确，按医嘱规律用药。但是患者症状控制不佳，几乎每天都要使用缓解药物。而患者自行将吸入装置拆开，将储药池剩余药粉装入小瓶，再重新从吸嘴处灌入，继续使用。这样的用药习惯，是否是其症状控制不佳的因素呢？药师查阅患者近几年的急性发作史，发现患者在2016年以前使用沙美特罗氟替卡松粉吸入剂（该装置为准纳器）并无急性发作住院史。而换用布地奈德福莫特罗粉吸入剂（该装置为都保）1年后，在2016年2月、2016年9月都因急性发作入急诊治疗，2016年12月因急性发作入呼吸监护室治疗。患者用药史见表4-1。可见患者不恰当的"自创"使用布地奈德福莫特罗粉吸入剂（都保）方法，可能是导致其症状控制不佳、反复急性发作的重要原因。

表4-1　患者长期用药史

时　　间	长　期　用　药　情　况
2012年2月	异丙托溴铵气雾剂（40 μg雾化吸入 q.i.d.）；茶碱缓释片（0.1 g p.o. b.i.d.）
2012年6月	沙美特罗氟替卡松粉吸入剂（50 μg/250 μg雾化吸入 b.i.d.）；异丙托溴铵气雾剂（40 μg雾化吸入 q.i.d.）；茶碱缓释片（0.1 g p.o. b.i.d.）

（续表）

时　　间	长 期 用 药 情 况
2013年2月	沙美特罗氟替卡松吸入剂（50 μg/250 μg雾化吸入 b.i.d.）；噻托溴铵吸入剂（18 μg雾化吸入 q.d.）
2015年3月	布地奈德福莫特罗粉吸入剂（320 μg/9 μg雾化吸入 b.i.d.）；噻托溴铵粉吸入剂（18 μg雾化吸入 q.d.）

　　布地奈德福莫特罗粉吸入剂（都保）属于多剂量干粉吸入装置，主要由旋转底盘、干燥剂储存室、储药池、剂量盘、双螺旋通道、吸嘴等部件构成。该患者吸入步骤正确，其错误之处是用完60吸后，将布地奈德福莫特罗粉吸入剂（都保）中存留的药粉［布地奈德福莫特罗粉吸入剂（都保）用完后会有药粉存留在装置中，这部分存留的药粉主要是为了保证前面60吸药的剂量准确］倒出装入小瓶，然后每次用药用掏耳勺舀取药粉从吸嘴处倒入装置，再吸入。这样的操作方法会引起以下几个问题：第一，患者用掏耳勺舀取的药粉无法准确计量。第二，从吸嘴处倒入可能使部分药物粘壁，吸入时不能保证所有药粉通过双螺旋通道，致使主药成分与乳糖辅料无法分离，颗粒粒径过大，容易在咽喉部沉积或滞留大气道，影响治疗效果。第三，干粉剂需要保持干燥，布地奈德福莫特罗吸入剂（都保）的旋转底盘有干燥剂可以保证药粉干燥，倒出后暴露于空气，无法保证药粉干燥，影响微粒流动性，而增加吸入阻力。可见，患者错误的吸入方法，可能是导致其哮喘控制不佳的重要原因。

　　吸入制剂的正确使用是保证其疗效的主要因素。英国Glenfield医院临床药师Anna Murphy曾经设计创立了吸入给药七步法并因此获英国皇家药学会大奖。吸入给药七步法如下：

　　（1）了解病史、用药史。

　　（2）测定经口最大吸气流速（PIFR）。

　　（3）测定经口最大呼气流速（PEFR）。

（4）选定合适的给药装置和药物。

（5）向患者讲解演示吸入装置的使用方法及注意事项。

（6）让患者操作吸入装置直至能完全正确操作。

（7）定期测定PEFR，适时调整改善不明显的药物/吸入装置。

临床药师观点：吸入装置的正确使用是哮喘、COPD有效治疗的前提条件，患者的不正确使用理念，可直接导致治疗失败，从而引起哮喘、COPD的反复发作。建议患者不可自行拆开药物原有吸入装置，将装置中剩余药物重新灌入使用。若患者不能理解或不愿改变观念，建议医师重新将吸入药物更换为沙美特罗氟替卡松粉吸入剂（50 μg/250 μg 吸入 b.i.d.）。

三、药学监护要点

1. 疗效监护　患者咳嗽、咳痰、气促症状是否有好转，黄脓痰是否颜色变白，痰量减少；血压是否下降。

2. 不良反应监护

（1）射流雾化吸入布地奈德混悬液＋复方异丙托溴铵溶液：射流雾化吸入药物剂量相对较大，需关注全身吸收部分药物可能导致的全身不良反应。复方异丙托溴铵溶液可能会发生 β_2 受体激动和抗胆碱方面的副作用，如头痛、眩晕、焦虑、心动过速、骨骼肌震颤、心悸、口干等。发生率较高的局部不良反应是监护重点，如是否出现声音嘶哑、咽喉不适或疼痛甚至口腔局部真菌感染等。雾化吸入期间应注意避免使药液接触到眼睛，以免引起眼压升高或其他眼部问题。

（2）全身用糖皮质激素：可能会使血压、血糖升高，用药期间应监测血压、血糖。同时，关注胃肠道反应，一旦出现胃部不适考虑激素引起的消化不良反应，及时给予胃黏膜保护剂或制酸药。

（3）注射用头孢吡肟：使用该药可能出现腹泻、皮疹和注射局部反应如静脉炎、注射部位疼痛和炎症等，使用期间应关注是否出现上述不良反应。老年人使用该药，还应关注是否会出现中枢神经系统不良反应。

3. **执行情况监护**　该患者执行情况监护主要有三点：射流雾化吸入方法是否规范、正确；是否遵医嘱规律使用吸入药物；出院后应随访其是否听从药师意见规范使用都保。

案例四

一、案例回顾

【主诉】

发作性咳嗽、喘息12年，再发伴加重3 d。

【现病史】

患者，男，59岁。因"咳嗽、喘息加重3 d，偶有胸痛"就诊呼吸科门诊。患者12年前，因"整理陈旧被单"后自觉吸入灰尘，突发咳嗽，少痰，伴喘息，呼吸困难明显，需端坐呼吸，喉间可自闻及喘鸣音，口唇发绀，当时无发热、无咯血胸痛、无下肢水肿、无意识障碍等情况，经休息后不能缓解。至当地医院急诊。给予抗菌药物、二羟丙茶碱、糖皮质激素等治疗（具体药物不详），效果不佳。于第2天下午转至上级医院呼吸监护室，诊断为哮喘急性发作。住院治疗后症状缓解（具体措施不详）。出院后患者不规律使用沙丁胺醇气雾剂、复方甲氧那明胶囊等药物，症状控制不佳。8年前，患者因劳累后于3∶00～4∶00再次出现突发咳嗽，少痰，伴喘息、发绀、端坐呼吸，可自闻及喘鸣音，难以缓解，当时伴神志模糊，至当地医院住院治疗后缓解。自述期间使用无创呼吸机辅助通气，住院10 d后出院。出院后患者未随访复诊，仍不规律使用上述药物。7年前上述急性发作症状再次发生，入住我院呼吸科治疗。当时诊断为哮喘急性发作期（重度）。入院后予甲泼尼龙注射液抗炎，支气管舒张剂平喘，左氧氟沙星注射液抗感染等治疗后缓解。出院当天行肺功能检查：FEV_1 1.43 L（↓），FEV_1占预计值40.4%（↓），FEV_1/FVC 56.6%（↓）。出院后患者开始长期规律吸入沙美特罗氟替卡松粉吸入剂（50 μg/250 μg b.i.d.）、按需使用沙丁胺醇气雾剂、复方甲氧那明胶囊等药物。其间哮喘反复发作，每年2～3次，无明显季节性规律,发作时间多为夜间及凌晨,发作时可自闻哮鸣音,无法平卧,使用沙丁胺醇气雾剂难以缓解,多次就诊于呼吸科门诊、急诊。其间哮喘偶有发作,多至当地医院急诊处理后缓解。

【既往史】

患者有鼻炎史30年,无其他基础疾病。

【社会史、家族史、过敏史】

吸烟史40余年,20支/d,否认喝酒等不良嗜好。家族中弟、妹患有哮喘。有青霉素皮试阳性史。

【体格检查】

T: 36.2 ℃; P: 90次/min; R: 20次/min; BP: 130/80 mmHg。

神志清晰,精神可,呼吸平稳,营养中等,表情自如,发育正常,自主体位,应答流畅,查体合作。双肺可闻及散在哮鸣音。双下肢无水肿。

【实验室检查及其他辅助检查】

1. 实验室检查

(1)血常规:基本正常。

(2)肝肾功能:基本正常。

2. 其他辅助检查 胸部CT示两肺少许慢性炎症。

【诊断】

哮喘。

【用药记录】

抗炎平喘 噻托溴铵粉吸入剂18 μg吸入 q.d.。

【药师记录】

患者自药房取药后,由于是首次使用该药,便拿着噻托溴铵粉吸入剂至用药教育门诊咨询药师如何使用。

药师首先对患者进行噻托溴铵粉吸入剂的使用方法进行用药指导,并确认患者掌握正确用法,然后询问患者的日常症状及用药情况,从对话中药师发现患者的一个用药问题。该患者7年前开始使用沙美特罗氟替卡松粉吸入剂(50 μg/250 μg),并未按医嘱 b.i.d. 雾化吸入, 而是自行减量为 q.d. 雾化吸入。同时每个月都需要使用 1 支左右的沙丁胺醇气雾剂(气喘发作时按需使用)。患者自诉哮喘控制尚可, 但平时不带急救药(沙丁胺醇气雾剂)都不敢出门, 就怕哮喘急性发作。

二、案例分析

【抗炎平喘治疗】

该案例患者诊断为哮喘, 医嘱已有沙美特罗氟替卡松粉吸入剂长期规律使用, 但患者依然有哮喘急性发作, 门诊医师认为患者肺功能较差, 已达到 COPD 的诊断标准, 给予增加噻托溴铵粉吸入剂联合用药。从药物治疗方案来说, 基本符合哮喘合并 COPD 治疗推荐。但是存在两个问题:

(1)该患者肺功能是在 7 年前重度急性发作缓解后出院当天做的, 当时其症状缓解, 但肺功能尚未恢复到平时的程度, 不能视为基础肺功能值。而此后患者不愿再次行肺功能检查, 尚不能确定其基础肺功能情况。

(2)从上述用药教育过程中, 药师与患者的对话可以看出两个问题。第一, 患者用药依从性不佳, 自行减药, 导致哮喘控制不佳。第二, 患者对自己的哮喘控制情况评价主观, 有急性发作, 每天都因为哮喘发作需要使用沙丁胺醇气雾剂, 患者依然感觉哮喘控制得很好。

因此, 该例患者首先需要在哮喘缓解期行肺功能检查, 评估其基础肺功能情况, 再确定其药物治疗方案。另外, 对患者应进行全面的用药指导, 不能仅局限于药物使用方法的指导, 还需要对哮喘的疾病知识、控制药物作用及使用进行指导。

随后, 药师对该患者进行了详细的用药指导, 并且强调了两点。第一, 充分肯定了患者依从性好的方面: 长期坚持使用哮喘控制药物, 并有随身携带急救药物沙丁胺醇气雾剂的意识。第二, 指出患者存在的用药问题: 每天都需使用急救药说明哮喘未控制, 沙美特罗氟替卡松粉吸入剂应每天 2 次使用, 不可随意减量。

因患者拒绝做肺功能检查,药师和医师沟通后先沙美特罗氟替卡松粉吸入剂联合噻托溴铵粉吸入剂治疗,待下次随访行肺功能检查,再考虑是否更换治疗方案。

从该案例的用药问题,给我们两个提示。

第一,对哮喘控制不佳的患者有必要详细地追问病史、用药情况等,对患者目前病情进行评估。

第二,药师在评估患者哮喘控制情况时,需要根据客观事实,准确判断患者的用药依从性。例如,多询问一些客观的指标如症状体征、肺功能的情况、缓解用药的使用频率等,而不是单方面地根据患者主诉来进行评估。

临床药师观点:对于哮喘控制不佳的患者,除了分析治疗方案是否合理外,还需要分析患者依从性是否良好,关注其治疗药物使用是否合理。排除依从性不佳和错误使用药物等原因后,再考虑改变治疗方案。药师分析该患者哮喘控制不佳的原因是沙美特罗氟替卡松粉吸入剂从2次/d改为1次/d使用,首先应纠正错误用药习惯,若依然控制不佳,再考虑增加吸入激素剂量或联合其他药物。

三、药学监护要点

1. 疗效监护 患者咳嗽、气喘症状是否有好转,肺部哮鸣音是否消失。

2. 不良反应监护 噻托溴铵粉吸入剂全身吸收少,患者没有青光眼和前列腺肥大的基础疾病,因此全身不良反应较少,可能出现口干等不良反应。

3. 执行情况监护 患者使用吸入制剂方法是否正确,是否规律2次/d吸入沙美特罗氟替卡松粉吸入剂,1次/d吸入噻托溴铵粉吸入剂。

第三节　主要治疗药物

一、常用治疗方案

1. 制订长期治疗方案　哮喘慢性持续期长期治疗方案分为5级,应根据患者的初始症状确定治疗级别,2017年GINA推荐的成年人和青少年初始控制治疗方案见表4-2。在初始控制治疗开始之前:① 尽可能记录哮喘诊断依据;② 记录患者症状控制水平和危险因素,包括肺功能(表4-3);③ 考虑影响治疗方案选择的因素;④ 确认患者能够正确使用吸入器;⑤ 制订患者随访日程表。在初始控制治疗开始之后:① 2～3个月后或更早(取决于临床紧急程度)回顾患者的治疗效果(表4-3);② 根据表4-4的推荐选择持续治疗方案和其他关键管理事宜的建议;③ 如果控制效果良好且持续3个月,可考虑降级治疗(表4-5)。

2. 急性发作期治疗　哮喘的急性发作表现为患者症状和肺功能的急剧恶化,甚至一开始就表现为哮喘的症状和肺功能的恶化。哮喘急性发作期需根据发作的严重程度给药,见表4-6。可依据患者呼吸困难程度、呼吸频率、脉搏及氧饱和度、肺功能评估急性加重的程度,同时应用氧疗或短效 β_2 受体激动剂(short-acting Beta$_2$-agonist, SABA)治疗。患者如出现嗜睡、昏迷或寂静胸提示重症哮喘,应立即送至急诊或重症监护室,转运过程中应给予SABA和异丙托溴铵、控制性氧疗和全身糖皮质激素药物。哮喘急性发作治疗过程中包括重复吸入SABA、早期给予OCS、控制性氧疗,1 h后根据患者的症状、氧饱和度、肺功能来评估治疗效果。

3. **阶梯治疗原则** 哮喘是一种可变的疾病,需要临床医师和(或)患者定期调整治疗,包括升级治疗和降级治疗。升级治疗有3种方案:① 起始治疗效果不佳,且证明症状与哮喘相关,吸入技术和依从性良好,应给予升级治疗并维持3个月左右。② 某些情况下,如在病毒感染或季节性变应原暴露时,可给予短期的升级治疗,如增加ICS剂量1~2周。③ 对于以布地奈德福莫特罗粉吸入剂作为维持和缓解治疗的患者,在继续维持剂量的治疗下,患者可以根据其症状,每日调整ICS/福莫特罗按需治疗剂量的次数。降级治疗的原则:① 哮喘症状得到良好控制,肺功能已稳定3个月或以上,则考虑降级治疗。如果患者存在急性加重的危险因素(表4-3)或固定的气流受限,无严密监管下不能降级治疗。② 选择适当的时间(如患者无呼吸道感染、不旅行、没有怀孕)进行降级治疗。③ 采用的每级治疗方案均作为治疗试验,在此过程中监测患者并记录他们的哮喘控制情况(症状、肺功能和危险因素,表4-3);提供明确的指导;提供书面哮喘治疗计划,确保患者有足够的药物可以在必要时恢复其之前的剂量;监测症状和(或)最大呼气流量;并安排随访。④ 间隔3个月降低ICS剂量25%~50%,对于大多数患者是可行和安全的。2017年GINA推荐的降级治疗方案见表4-5。

表4-2 成年人和青少年初始控制治疗方案选择建议

表 现 症 状	初 始 控 制 优 选 方 案
有哮喘症状,或每月需要SABA治疗少于2次;过去1个月内未因哮喘憋醒过;并且在过去1年内没有哮喘发作的危险因素(表4-3),包括哮喘发作	无须控制治疗(D级证据)*
哮喘症状不频繁,但患者有1个或多个可引起发作的危险因素(表4-3)(例如,肺功能低下或在过去1年内哮喘发作需要OCS,曾因哮喘发作住过重症监护室)	低剂量ICS**(D级证据)*

（续表）

表 现 症 状	初始控制优选方案
有哮喘症状，或需要 SABA 的频率为每月 2 次到每周 2 次，或患者在 1 个月内发生过 1 次或多次因哮喘憋醒	低剂量 ICS** （B 级证据）
有哮喘症状或需要 SABA 的频率超过 1 周 2 次	低剂量 ICS** （A 级证据） 疗效较差的选择是 LTRA 或茶碱
多数日子有难受的哮喘症状或在 1 周内发生过 1 次或多次因哮喘憋醒，特别是存在危险因素（表 4-3）	中/高剂量 ICS+ （A 级证据），或低剂量 ICS/LABA+# （A 级证据）
哮喘发病初期就伴有严重的无法控制的哮喘症状，或急性发作	短期服用皮质类固醇并且开始定期控制治疗；可选择： • 高剂量 ICS（A 级证据），或 • 中计量 ICS/LABA# （D 级证据）

* 这些建议反映了哮喘气道慢性炎症（即使症状发生频率不高）的治疗依据和低剂量 ICS 在降低哮喘患者病情严重恶化方面的已知优势，但仍缺乏急性加重期使用 ICS 和按需单独使用 SABA 效果的大样本数据比较。

** 相当于从表 4-5 的第 2 级开始。

＋ 相当于从表 4-5 的第 3 级开始。

不推荐用于 6～11 岁儿童患者的初始治疗。

表 4-3　GINA 关于成人、青少年和 6～11 岁儿童的哮喘控制评估

A 哮喘症状控制		哮喘症状控制水平		
在过去 4 周，患者有以下症状：		完全控制	部分控制	未控制
白天哮喘症状发生频率大于每周 2 次？	是 □ 否 □	无	其中 1～2 项	其中 3～4 项
任何由于哮喘引起的夜间醒来？	是 □ 否 □			
需要使用药物缓解症状大于每周 2 次？ *	是 □ 否 □			
任何由于哮喘的活动受限？	是 □ 否 □			

B 哮喘结果差的危险因素

在诊断时评估哮喘危险因素,特别是急性加重期患者应定期评估

在开始治疗时衡量FEV_1,3~6个月控制治疗后记录患者的个人最好肺功能,然后定期进行风险评估

潜在可变的哮喘发作独立危险因素 • 未受控制的哮喘症状 • SABA使用频率高(如果>1×200剂量罐/月,则增加死亡率) • ICS不足:不规范的ICS;依从性差;错误的吸入剂使用方法 • FEV_1低,特别是≤60%预测值 • 严重的心理或社会经济问题 • 暴露于吸烟、接触变应原 • 并发症:肥胖、鼻窦炎、已确认的食物过敏 • 痰液或血液EOS过多;过敏性哮喘患者FENO高 • 妊娠期妇女 • 其他主要的哮喘发作独立危险因素 • 因哮喘曾接受过插管或在重症监护室治疗 • 过去12个月中哮喘严重发作≥1次	即使症状控制良好,有一个或多个危险因素,也会增加哮喘急性加重的风险

可发展为固定的气流受限的危险因素
  • ICS治疗不足
  • 暴露于烟草烟雾、有害化学物质、职业暴露
  • 初始FEV_1低;慢性黏液分泌过多;痰液或血液EOS过多

药物副作用的危险因素
  • 系统性:频繁服用OCS;长期高剂量和(或)强效ICS;同时服用P450抑制剂
  • 局部:大剂量或强效ICS;吸入剂使用方法不当

*运动前预防性使用缓解药物除外。

表4-4　控制哮喘症状并减少发作风险的分级治疗方案

	第1级	第2级	第3级	第4级	第5级
首选控制方案		低剂量ICS	低剂量ICS/LABA**	中/高剂量ICS/LABA	增加治疗，如：噻托溴铵喷雾剂*+，抗IgE，抗白介素-5（IL-5）*
其他控制方案	考虑低剂量ICS	LTRA	中/高剂量ICS	增加噻托溴铵*+	增加低剂量OCS
		低剂量茶碱*	低剂量ICS＋LTRA（或茶碱*）	高剂量ICS＋LTRA（或茶碱*）	
缓解药物	按需使用SABA		按需使用SABA或低剂量ICS/福莫特罗#		

* 12岁以下儿童不适用。
** 6～11岁儿童第3级治疗首选中剂量ICS。
# 低剂量ICS/福莫特罗是使用低剂量布地奈德/福莫特罗粉吸入剂或低剂量倍氯米松/福莫特罗以控制哮喘患者的缓解用药。
+ 噻托溴铵喷雾剂是对有哮喘加重病史患者的附加治疗，但不适用于＜12岁的儿童。

表4-5　哮喘控制良好时的降级治疗方案

目前治疗级别	目前使用药物和剂量	降级治疗方案	证据
第5级	高剂量ICS/LABA＋OCS	• 继续使用高剂量ICS/LABA，降低OCS剂量	D
		• 使用痰检查结果指导逐步减少OCS剂量	B
		• 隔日OCS治疗	D
		• 用高剂量ICS替代OCS	D
	高剂量ICS/LABA＋其他附加药物	• 征求专家意见	D

目前治疗级别	目前使用药物和剂量	降 级 治 疗 方 案	证据
第4级	中-高剂量ICS/LABA维持治疗	• 继续ICS/LABA联合治疗, 通过现有配方降低50%ICS剂量 • 停用LABA可能导致病情恶化	B A
	中剂量ICS/福莫特罗*作为维持和缓解治疗	• 降低维持治疗的ICS/福莫特罗*剂量, 并持续按需给予低剂量的ICS/福莫特罗*作为缓解治疗	D
	高剂量ICS＋第2种控制药物	• ICS剂量降低50%, 并持续第2种控制药物的治疗	B
第3级	低剂量ICS/LABA维持治疗	• 降低ICS/LABA用量至每日1次 • 停用LABA可能导致病情恶化	D A
	低剂量ICS/福莫特罗*作为维持和缓解治疗	• 降低维持治疗的ICS/福莫特罗*剂量至每日1次, 并持续按需给予低剂量ICS/福莫特罗*作为缓解治疗	C
	中-高剂量ICS	• ICS剂量降低50%	A
第2级	低剂量ICS	• 每日1次给药(布地奈德、环索奈德、莫米松) • 加用LTRA时可逐步减少ICS剂量 • 按需给药的ICS＋SABA减量支持证据不足	A B –
	低剂量ICS或LTRA	• 仅当患者持续6～12个月没有哮喘症状且没有引起病情恶化的危险因素(表4-3)时, 可考虑停用控制药物。提供书面的哮喘治疗计划, 并密切监测 • 不建议成人患者完全停用ICS, 因为可增加急性加重风险	D A

*ICS/福莫特罗维持和缓解治疗可替换为低剂量布地奈德/福莫特罗粉吸入剂或BDP/福莫特罗。

表4-6　哮喘急性发作期治疗方案

药　　物	病情严重程度		
	轻　度	中　度	重度-危重度
β₂受体激动剂	pMDI吸入	pMDI吸入或射流雾化吸入	射流雾化吸入
茶碱类	口服控缓释片	口服控缓释片或静脉滴注	静脉滴注
抗胆碱药	pMDI吸入	pMDI吸入或射流雾化吸入	射流雾化吸入
糖皮质激素	pMDI吸入或干粉吸入	pMDI吸入或干粉吸入或口服或静脉给药	静脉给药
其他			氧疗,必要时机械通气,维持水电解质和酸碱平衡

二、主要治疗药物

　　治疗哮喘的药物分为控制药物和缓解药物(表4-7)。控制药物是指需要长期规律使用的药物,主要用于常规维持治疗,可减轻气道炎症、控制哮喘症状,并能降低症状加重和肺功能下降等风险,包括ICS、LABA、白三烯调节剂、茶碱类、全身用糖皮质激素、奥马珠单抗等。缓解药物指按需使用的药物,这些药物可迅速解除气道痉挛,从而缓解突发的哮喘发作或加重,也可用于短期预防运动诱发的支气管收缩,包括SABA、短效茶碱类药物、全身用糖皮质激素、吸入性抗胆碱能药物等。减少缓解药物的使用甚至在理想情况下无须缓解治疗是哮喘管理的重要目标,也是哮喘治疗成功的标准。

表 4-7 哮喘主要治疗药物

名 称	适 应 证	用 法 用 量	禁 忌 证	注 意 事 项
丙酸倍氯米松气雾剂	用于缓解哮喘症状和过敏性鼻炎的治疗	/	对本品任一成分过敏者禁用	(1) 只可用于慢性哮喘,急性发作时应使用其他平喘药,待控制症状后再加用本品气雾剂雾化吸入 (2) 当药品性状发生改变时,禁止使用 (3) 慎用于活动性或静止期肺结核患者
布地奈德气雾剂	用于非糖皮质激素依赖性或糖皮质激素依赖性的哮喘和哮喘性慢性支气管炎患者	/	对本品任一成分过敏者禁用	(1) 不可用于快速缓解哮喘急性发作,急性发作时应吸入患者支气管扩张剂 (2) 肝功能下降可轻度影响布地奈德的清除 (3) 肺结核患者慎用 (4) 一旦哮喘被控制,应确定用药剂量至最小有效剂量 (5) 勿超处方量使用,如果发现药效明显下降,应及时就诊
丙酸氟替卡松气雾剂	用于预防性治疗哮喘	/	对本品任一成分过敏者禁用	(1) 不适用于缓解急性哮喘症状,应选用快速短效的吸入型支气管扩张剂缓解急性症状 (2) 不可突然中断丙酸氟替卡松气雾剂的治疗 (3) 有糖尿病史的患者可出现血糖水平增高 (4) 慎用于活动期或静止期肺结核患者 (5) 应避免丙酸氟替卡松与利托那韦合用

（续表）

名　称	适 应 证	用 法 用 量	禁 忌 证	注 意 事 项
丙酸氟替卡松气雾剂				（6）应经常检查患者使用气雾剂装置的技术，确认给药与吸药同时进行以保证药物可真正到达肺部 （7）长期大量使用可能出现的全身作用包括：库欣综合征（Cushing's syndrome）、肾上腺抑制、儿童和青少年发育迟缓、骨矿物质密度减少、白内障和青光眼。故应将剂量减少至可有效控制哮喘的最低剂量 （8）建议定期监测长期接受ICS治疗儿童的身高 （9）紧急情况下或择期手术中，应考虑附加给予全身用糖皮质激素治疗 （10）运动员慎用
醋酸泼尼松片	用于严重的哮喘或哮喘急性发作期	/	对本品及肾上腺皮质激素类药物有过敏史患者、真菌和病毒感染者禁用	（1）结核病、急性细菌性或病毒性感染患者应用时，必须给予适当的抗感染治疗 （2）长期服药后，停药时应逐渐减量 （3）糖尿病、骨质疏松、肝硬化、肾功能不良、甲状腺功能低下患者慎用 （4）运动员慎用

（续表）

名 称	适 应 证	用 法 用 量	禁 忌 证	注 意 事 项
醋酸泼尼松片				（5）高血压、血栓症、胃和十二指肠溃疡、精神病、电解质代谢异常、心肌梗死、内脏手术、青光眼等患者不宜使用
注射用氢化可的松琥珀酸钠	用于严重的哮喘或哮喘急性发作期		严重的精神病（过去或现在）和癫痫、活动性消化性溃疡、近期做过胃肠吻合手术、骨折、创伤修复期、角膜溃疡、肾上腺皮质功能亢进、孕妇、抗菌药物不能控制的感染如水痘、麻疹、霉菌感染、较重的骨质疏松等的患者禁用	（1）糖皮质激素感染：糖皮质激素功能减退者易发生感染。在激素作用下，原来已被控制的感染可活动起来，最常见结核感染的复发。在某些感染时应用糖皮质激素可减轻组织的破坏、减少渗出、减轻感染中毒症状，但必须同时应用有效的抗生素治疗，密切观察病情变化，在短期用药后，即应迅速减量、停药 （2）下列情况应慎用：心脏病或急性心力衰竭、糖尿病、憩室炎、情绪不稳定和有精神病倾向、全身性真菌感染、青光眼、肝损害、眼单纯性疱疹、高脂蛋白血症、高血压、甲状腺功能减退（此时糖皮质激素作用增强）、重症肌无力、骨质疏松、胃炎或食管炎、肾功能损害或结石、结核病等 （3）长期应用糖皮质激素者，应定期检查以下项目：血糖、尿糖或糖耐量试验，尤其是糖尿病或糖尿病倾向者；小儿应定期检测生长和发育情况；眼科检查，注意白内障、青光眼或眼部感染

（续表）

名　称	适 应 证	用 法 用 量	禁 忌 证	注 意 事 项
注射用氢化可的松琥珀酸钠				感染的发生；血清电解质和大便隐血；高血压和骨质疏松的检查，特别是老年人
注射用甲泼尼龙琥珀酸钠	用于严重的哮喘或哮急性发作期	/	全身性霉菌感染的患者、已知对甲泼尼龙或者配方中的任何成分过敏的患者，鞘内注射途径给药者禁用	(1) 免疫抑制剂作用/感染易感性增高：禁止对正在接受皮质类固醇免疫抑制剂治疗的患者使用活疫苗或减毒活疫苗；皮质类固醇在活动性结核病中的使用应仅限于暴发性或扩散性结核病（与适当的抗结核病疗法联合使用以控制的病情）；用于潜伏性结核病或结核菌素阳性反应的患者时，必须密切观察以防病情复发，这些患者在长期服用皮质类固醇期间，应接受化学预防治疗 (2) 血液和淋巴系统：阿司匹林和非留体抗炎药与皮质类固醇一起使用时应慎重 (3) 免疫系统影响：可能会发生过敏反应，给药前特别是对有任何药物过敏史的患者，应采取适当的预防措施 (4) 内分泌影响：长期给予药理剂量的皮质类固醇可能会导致下丘脑-垂体-肾上腺抑制（继发性皮质类功能不全），如果

名　称	适应证	用法用量	禁忌证	注　意　事　项
注射用甲泼尼龙琥珀酸钠				突然停用糖皮质激素，可能会发生由急性肾上腺皮质功能不全导致的致命性结果；糖皮质激素能引发或加重库欣综合征，故应避免对库欣综合征患者使用糖皮质激素；本品可增强皮质类固醇对患有甲状腺功能减退患者的效应 （5）代谢和营养：能使血糖增加，使原有糖尿病恶化，使长期接受皮质类固醇治疗的患者易患糖尿病 （6）精神影响：可能会出现精神紊乱，表现为欣快、失眠、情绪波动、人格改变及重度抑郁直至明显的精神病表现，并可能会加剧原有的情绪不稳或精神病倾向的精神系统影响：应谨慎用于癫痫患者、重症肌无力患者 （7）神经系统影响：应谨慎用于癫痫患者、重症肌无力患者 （8）眼部影响：可能会引起角膜穿孔，故应谨慎用于眼部单纯疱疹患者。长期使用皮质类固醇可能会引发后囊白内障和核性白内障（尤其在儿童中），眼球突出或者眼压升高，可能会导致损害视神经的青光眼，也可增加正在接受糖皮质激素治疗患者的眼部继发性真菌和病毒感染风险

名 称	适 应 证	用 法 用 量	禁 忌 证	注 意 事 项
注射用甲泼尼龙琥珀酸钠				(9) 心脏影响：高剂量且长期使用皮质类固醇会使有心血管危险因素的患者发生心血管不良反应，故应谨慎用于这类患者。除非绝对必要时，全身性皮质类固醇应谨慎用于充血性心力衰竭患者 (10) 血管影响：应谨慎用于高血压患者 (11) 胃肠道影响：糖皮质激素治疗可能会掩盖消化性溃疡的症状，以至于发生穿孔或者出血而无明显的疼痛。新近肠吻合术、活跃或潜在的消化性溃疡、憩室炎、脓肿或其他化脓性感染患者，如果有即将穿孔、脓肿或新近肠吻合的可能，应谨慎使用皮质类固醇：高剂量的皮质类固醇可引发急性胰腺炎 (12) 肝胆影响 (13) 肾和泌尿系统异常：皮质类固醇慎用于肾功能不全的患者 (14) 甲泼尼龙琥珀酸钠不应用作颅脑损伤的常规治疗 (15) 甲泼尼龙琥珀酸钠慎用使用本甲醇作为溶媒，禁止用于儿童肌内注射 (16) 运动员慎用

名　称	适 应 证	用 法 用 量	禁 忌 证	注 意 事 项
注射用甲泼尼龙琥珀酸钠				(17) 使用皮质类固醇治疗后可能出现头晕、眩晕、视觉障碍和疲劳感，不应驾车或操作机器 (18) 相对禁忌证：对属于下列特殊危险人群的患者应采取严密的医疗监护并应尽可能缩短疗程，如儿童、糖尿病患者、高血压患者、有精神病史者、有明显症状的某些感染性疾病、有结核病或有明显症状的某些病毒性疾病如波及眼部的疱疹及带状疱疹
富马酸福莫特罗粉吸入剂	用于治疗和预防可逆性气道阻塞。在维持治疗中，本品也可作为抗炎药治疗时的附加药物	(1) 吸入给药 (2) 成人常规剂量为每日1次或2次，每次4.5～9 μg，早晨和（或）晚间给药。有些患者需提高剂量，每日1～2次，每次9～18 μg，每天最多可吸36 μg (3) 肝肾功能损害的患者可以使用常规剂量 (4) 如果哮喘夜间发作，可于晚间给药1次	对福莫特罗或吸入乳糖过敏的患者禁用	(1) 需要规律性使用 β_2 受体激动剂的哮喘患者应同时规律性地使用适量的抗炎药。即使在使用本品症状得到改善后，患者仍应继续使用抗炎药 (2) 如果症状持续或需增加支气管扩张药剂量以控制症状，显示哮喘症状加重，需对治疗作再次调整。哮喘急性发作时，可使用SABA

名 称	适 应 证	用 法 用 量	禁 忌 证	注 意 事 项
硫酸沙丁胺醇气雾剂	用于缓解哮喘或COPD（可逆性气道阻塞性疾病）患者的支气管痉挛及急性预防运动性诱发哮喘或其他变应原诱发的支气管痉挛	本品只能经口腔吸入，对吸气与吸药同步进行有困难的患者可借助储雾器 （1）成人：缓解哮喘急性发作，包括支气管痉挛：以1揿100 µg作为最小起始剂量，如有必要可增至2揿 （2）老年人：起始用药剂量应低于推荐的成年患者用量。如果没有达到充分的支气管扩张作用，应逐渐增加剂量 （3）儿童：用于缓解哮喘急性发作，包括支气管痉挛或在接触变应原之前及运动前给药的推荐剂量为1揿，如有必要时增至2揿。长期治疗最大剂量为每日	对本品任一成分过敏者禁用	（1）长期使用时可能引起心肌损害，应密切监护 接受大剂量沙丁胺醇或其他拟交感神经药物的患者及高血压、甲亢、心功能不全或糖尿病的患者 （2）甲状腺毒症患者慎用 （3）过量使用将诱发耐受致低氧血症的恶化 （4）经肠道外或雾化吸入沙丁胺醇可引起严重低钾血症。严重的急性哮喘患者常特别警惕，因为同时服用黄嘌呤衍生物、类固醇激素、利尿剂及缺氧都会增加低钾血症出现的可能，上述情况下，建议对患者的血钾水平进行监测 （5）沙丁胺醇可能诱发低血钾而造成心律不齐 （6）应对患者吸药方式加以指导，确保吸入药与气同步进行，以使药物最大程度到达肺部 （7）只有在医师的指导下，方可增加用药剂量或减用药频率。如果在先前有效的剂量下，症状缓解时间维持不足3 h，建议寻求医师的帮助 （8）运动员慎用

名 称	适 应 证	用 法 用 量	禁 忌 证	注 意 事 项
硫酸沙丁胺醇气雾剂		给药4次，每次2揿，本品可借助英立畅（Babyhaler）对5岁以下婴幼儿给药 （4）肝损害患者：肝损害可造成原形沙丁胺醇的蓄积 （5）肾损害患者：60%～70%吸入的沙丁胺或静脉注射的药量经尿液以原型排出。肾损害的患者需减少剂量以防止过度或延长的药物作用 本品应随需要使用，任一24 h内的用药量不得超过8揿。过量的药物会导致不良反应，因此，只有在医师的指导下，才可增加剂量或用药次数		

名　称	适应证	用法用量	禁忌证	注意事项
硫酸特布他林气雾剂	用于哮喘、慢性喘息性支气管炎、阻塞性肺气肿和其他伴有支气管痉挛的肺部疾病	喷雾吸入，每次0.25～0.50 mg，每日3～4次，严重患者每次可增至1.5 mg，24 h内的总量不超过6 mg。如果疗效不显著，咨询医师。操作步骤如下： (1)取下保护盖，充分振摇，使其混匀 (2)将接口端平放入双唇间，通过接口端开始呼气 (3)在吸气开始的同时，按压气雾剂顶部使之喷药，经口缓慢和深吸入 (4)尽可能长地屏住呼吸，最好维持10 s，然后再呼气	对本品及其他肾上腺素受体激动剂过敏者禁用	(1)未经控制的甲亢和糖尿病患者须慎用 (2)不可与非选择性β受体阻滞剂合用 (3)本品系未封的制压容器，不能损坏阀门，避免阳光直接照射和40℃以上高温 (4)气雾剂塑料完应定期在温水中清洗，待完全干燥后再将气雾剂倒瓶放入 (5)肾上腺素受体激动剂敏感者应从小剂量开始，若使用一般剂量无效时请咨询医师 (6)运动员慎用
孟鲁司特钠片	用于哮喘的预防和长期	(1)15岁及以上成人：每日1次，每次10 mg	对本品任一成分过敏者禁用	(1)不可用于治疗急性哮喘发作，应准备适当的抢救用药

名称	适应证	用法用量	禁忌证	注意事项
孟鲁司特钠片	治疗，包括日间和夜间的哮喘症状，治疗对阿司匹林敏感的哮喘患者及预防运动诱发的支气管收缩；减轻过敏性鼻炎引起的症状（季节性过敏性鼻炎和常年性过敏性鼻炎）	(2)6~14岁儿童：每日1次，每次5 mg (3)2~5岁儿童：每日1次，每次4 mg (4)哮喘患者应在睡前服用 (5)过敏性鼻炎患者可根据自身的情况在需要时服药 (6)同时患有哮喘和过敏性鼻炎的患者应每晚用药1次		(2)在医师的指导下可逐渐减少合并使用的剂量，但不应用本品突然替代ICS或OCS (3)服用期间如发生精神神经事件，应通知医师 (4)接受本品治疗的患者减少全身糖皮质激素剂量时，应注意发生以下情况并做适当临床监护：嗜酸性粒细胞增多症、血管性皮疹、肺部症状恶化、心脏并发症和（或）神经病变（有时诊断为变应性肉芽肿性血管炎——一种全身性嗜酸细胞血管炎）
噻托溴铵粉吸入剂	用于COPD的维持治疗，包括慢性支气管炎	每日1次，每次应用HandiHaler（药粉吸入器）吸入装置吸入一粒胶囊。本品只能用HandiHaler	对噻托溴铵或其衍生物，如异丙托溴铵或氧托溴铵，阿托品或其衍生物敏感	(1)不应用作支气管痉挛急性发作的抢救治疗药物 (2)吸入本品后可出现速发型过敏反应 (3)慎用于闭角型青光眼、前列腺增生或膀胱

（续表）

名 称	适 应 证	用 法 用 量	禁 忌 证	注 意 事 项
噻托溴铵粉吸入剂	和肺气肿，伴随性呼吸困难的维持治疗及急性发作的预防	（药粉吸入器，置吸入剂）吸入，不应超过推荐剂量使用，不得吞服。对于中度或重度肾功能不全患者（Ccr≤50 mL/min），应对噻托溴铵的应用予以密切监控。年龄小于18岁的患者不推荐使用本品	或对含有牛奶蛋白的赋形剂——水乳糖过敏者禁用	颈硬阻的患者 （4）吸入药物可能引起吸入性支气管痉挛 （5）中度或重度肾功能不全（Ccr≤50 mL/min）患者又应在预期受益超过潜在风险时使用本品；重度肾功能不全患者不推荐使用 （6）药物进入眼内可能引发或加重闭角型青光眼，眼睛疼痛或不适、暂时性视物模糊、视觉轮或彩色影像并伴有结膜充血引起的红眼和角膜水肿。出现任何上述症象应立即停药并咨询医疗专业人士 （7）服用本品可出现口干，长期口干与唾齿可能有关 （8）每日使用次数不得超过1次 （9）用药期间可能发生主睾或视物模糊，影响驾驶或操作机器能力
异丙托溴铵气雾剂	用于预防和治疗与慢性阻塞性气道疾病相关的	（1）成人和6岁以上儿童的预防治疗为1～2揿，每日数次；长期治疗平均每日剂量为1～	对本品任一成分及阿托品或其衍生物过敏者禁用	（1）在吸入该药物时，如果呼吸困难突然加重（阵发性支气管痉挛），则应立即停止治疗并就医，重新评估治疗方案 （2）本品含乙醇（每个剂量少于100 mg）

（续表）

名 称	适 应 证	用 法 用 量	禁 忌 证	注 意 事 项
异丙托溴铵气雾剂	呼吸困难;慢性阻塞性支气管炎,阻塞不伴有肺气肿,轻到中度支气管哮喘	2撤,每日3~4次 (2)6岁以下儿童:只能在医师监督下使用 (3)如果患者需要逐渐增加剂量,则应确认是否需要其他合并治疗,每天总剂量不得超过12揿		(3)慎用于闭角型青光眼患者,特别应注意确保药物不能接触到眼睛 (4)对于排尿困难的患者如前列腺增生,则应权衡采用本品治疗的潜在益处,只有当益处远大于加重尿潴留危险时,才予使用 (5)孕妇和哺乳期妇女尚无使用经验,尤其是妊娠早期,不能使用异丙托溴铵气雾剂,除非预期获益益较益对胎儿产生的危害更重要
茶碱缓释片	用于哮喘、喘息型支气管炎、阻塞性肺气肿等,缓解喘息症状;也可用于心源性肺水肿引起的哮喘	口服,不可压碎或咀嚼,成人或12岁以上儿童:起始剂量为0.1~0.2 g,每日2次,早、晚用100 mL温开水送服,剂量视病情和疗效调整,但日剂量不超过0.9 g,分2次服用	对本品过敏的患者,活动性消化性溃疡和未经控制的惊厥性疾病患者禁用	(1)不适用于哮喘持续状态或急性支气管痉挛发作的患者 (2)应定期监测血茶碱浓度,以保证最大的疗效而不发生血药浓度过高 (3)肾功能或肝功能不全的患者,年龄超过55岁特别是男性和伴发慢性肺部疾病的患者,持续发热患者,使用某些药物的患者及充血性心力衰竭患者及茶碱清除率降低的维患者,在停用合用药物后,血清茶碱浓度也许会延长,应酌情调整用药剂量或延长给药间隔时间

131

（续表）

名　称	适 应 证	用 法 用 量	禁 忌 证	注 意 事 项
茶碱缓释片				（4）茶碱制剂可致心律失常和（或）使原有的心律失常恶化；患者心率和（或）节律的任何改变均应进行监测和研究　（5）低氧血症、高血压或消化性溃疡史患者慎用
氨茶碱注射液	用于哮喘、慢性喘息性支气管炎、COPD等缓解喘息症状；也可用于心功能不全和心源性哮喘	（1）成人常用量：静脉注射，每次0.125~0.25 g，每日0.5~1 g，每次0.125~0.25 g用50%葡萄糖注射液稀释至20~40 mL，注射时间不得短于10 min。静脉滴注，每次0.25~0.5 g，每日0.5~1 g，以5%~10%葡萄糖注射液稀释后缓慢滴注。注射给药，剂量每次0.5 g，每日1 g　（2）小儿常用量：静脉注射，每次按2~4 mg/kg	对本品过敏的患者、活动性消化性溃疡和未经控制的惊厥性疾病患者禁用	（1）应定期监测血清茶碱浓度，以保证最大的疗效而不发生血药浓度过高　（2）肾功能或肝功能不全的患者，年龄超过55岁特别是男性和伴发慢性肺部疾病的患者，任何原因引起的心功能不全患者，持续发热患者，使用某些药物的患者及茶碱清除率降低患者，血清茶碱浓度的维持时间在显著延长。应酌情调整用药剂量或延长用药间隔时间　（3）茶碱制剂可致心律失常和（或）使原有的心律失常加重；患者心率和（或）节律的任何改变均应进行监测　（4）高血压或非活动性消化性溃疡史患者慎用

名　称	适应证	用法用量	禁忌证	注意事项
氨茶碱注射液		体重，以5%～10%葡萄糖注射液稀释后缓慢注射		
奥马珠单抗	可用于以下几种情况 (1)确诊为IgE介导的哮喘者 (2)经ICS和长效吸入型β_2肾上腺素受体激动剂治疗后，仍不能有效控制症状的中至重度持续性过敏性哮喘的成人和青少年（12岁及以上）患者	仅供皮下注射使用。不得采用静脉注射或肌内注射。具体用法用量见表4-8和表4-9	对本品活性成分或者其他任何辅料有过敏反应者禁用	(1)不适用于急性支气管痉挛或哮喘持续状态的治疗 (2)不适用于高IgE综合征、过敏性支气管肺曲霉病及预防过敏反应（包括由食物引起的过敏反应）的治疗，特异性皮炎或过敏性鼻炎引起的过敏反应的患者 (3)慎用于自身免疫性疾病、免疫复合物介导疾病及已有肝损害或肝损害的患者 (4)建议不要在开始本品治疗后突然中断全身用糖皮质激素或ICS治疗，应在医师的直接监督下减少糖皮质激素的用量，可逐渐降低剂量 (5)免疫系统疾病：① I 型变态反应，本品治疗时可能出现 I 型局部或全身变态反应（包括过敏性反应和过敏性休克），长期治疗后也可能发生上述反应。大部分反应在第一次和后续注射本品2h内出现，但有一些反应发生在2h以后甚至发生注射24h后。因此，使

（续表）

名 称	适 应 证	用 法 用 量	禁 忌 证	注 意 事 项
奥马珠单抗				用本品治疗后，患者应备有急救用药以出现此类反应。告知患者可能出现此类反应，如果发生致敏反应，应立即寻求医疗救助。②血清病，包括关节炎、关节痛、皮疹（荨麻疹或其他类型皮疹）、发热和瘙痒巴结病，或在长期治疗后第一次或可能皮下注射给药后，典型发作时间为治疗后1～5 d。抗组胺药和糖皮质激素可用于预防和治疗该疾病，应建议患者报告任何可疑症状。③变应性肉芽肿性血管炎和EOS增多，奥马珠单抗治疗患者存在或出现全身性EOS增多和血管炎，通常与OCS剂量下降有关，医师应警惕该类患者出现显著EOS增多、血管炎、心脏异常和（或）神经系统疾病、肺部症状加重、鼻旁窦异常，血管病例（或）神经系统疾病时，应停重度病例中出现上述免疫系统疾病时，应停止本品治疗。④寄生虫（蠕虫）感染。IgE可能参与一些蠕虫感染的免疫应答。在慢性高风险蠕虫感染患者中，感染率略有增加，特别是到蠕虫感染高风险地区旅行时，如果患者对推荐虫感染高盛行的地区旅行时，应考患者对推荐的抗蠕虫虫治疗没有应答，应考虑停用本品

1. 控制药物

（1）ICS：局部抗炎作用强，通过吸气过程给药，药物直接作用于呼吸道，所需剂量较小，且通过消化道和呼吸道进入血液药物的大部分被肝脏灭活，因此全身性不良反应较少。ICS可降低气道高反应性、控制气道炎症、减少哮喘发作的频率和严重程度、降低病死率，改善生活质量、改善肺功能，是长期治疗哮喘的首选药物。临床上常用的ICS包括丙酸倍氯米松、布地奈德、丙酸氟替卡松等。

（2）LABA：主要通过对气道平滑肌和肥大细胞等细胞膜表面的β₂受体的作用，舒张气道平滑肌、减少肥大细胞和BAS脱颗粒和介质的释放、降低微血管的通透性、增加气道上皮纤毛的摆动等作用缓解哮喘症状。但对哮喘的气道炎症无影响，所以不单独用于哮喘治疗，与ICS联用可发挥最大作用。LABA的分子结构中具有较长的侧链，舒张支气管平滑肌的作用可维持12 h以上。临床常用的LABA主要有沙美特罗和福莫特罗两种。沙美特罗推荐剂量为50 μg，每日吸入2次。沙美特罗每日剂量不能超过100 μg。福莫特罗的平喘作用具有一定的剂量依赖性，推荐剂量为4.5～9 μg，每日吸入2次。福莫特罗因起效迅速，可按需用于哮喘急性发作时的治疗。

（3）白三烯调节剂：除吸入激素外的抗炎药物，可作为轻度哮喘的替代治疗药物和中重度哮喘的联合治疗用药。我国常用的白三烯受体调节剂为孟鲁司特钠，主要通过对气道平滑肌和其他细胞表面白三烯受体的拮抗，从而抑制肥大细胞和EOS释放出的半胱氨酰白三烯引起的致喘和致炎作用，产生轻度支气管舒张和减轻变应原、运动和二氧化硫诱发的支气管痉挛作用，并具有一定程度的抗炎作用。其可减轻哮喘症状、改善肺功能、减少哮喘的恶化。临床常用的孟鲁司特钠有4 mg、5 mg和10 mg 3种不同的剂量规格，前两者为儿童剂量，成人每晚服用10 mg。

（4）茶碱类：通过抑制磷酸二酯酶，使气道平滑肌细胞内

cAMP分解减慢,cAMP水平提高,从而使平滑肌张力降低,气道扩张,进而发挥舒张支气管平滑肌的作用,并能拮抗腺苷受体、刺激内源性儿茶酚胺的释放、抑制炎性介质释放、抑制Ca^{2+}内流及细胞内Ca^{2+}释放等。低浓度茶碱(5 mg/L)具有抗炎作用。其分为静脉和口服两种制剂,哮喘的控制治疗主要应用茶碱口服制剂。口服制剂又有普通制剂、控缓释制剂之分,临床常用控缓释制剂,其一般剂量为每次0.1~0.2 g,每日2次。

(5)全身用糖皮质激素:包括口服给药和静脉给药。口服给药适用于中度哮喘发作、慢性持续哮喘吸入大剂量ICS联合治疗无效的患者和作为静脉应用激素治疗后的序贯治疗。哮喘控制治疗常用半衰期较短的激素,如泼尼松、泼尼松龙、甲泼尼龙等。激素依赖性哮喘可采用每日或隔天清晨顿服的给药方式,以减少外源性激素对下丘脑-垂体-肾上腺轴的抑制作用。

(6)奥马珠单抗(omalizumab):为采用基因重组技术以中国仓鼠卵巢细胞生产的IgE人源化单克隆抗体。仅适用于治疗确诊为IgE介导的哮喘患者。主要用于成人和青少年(12岁及以上)患者,用于经ICS和长效吸入型β_2受体激动剂治疗后,仍不能有效控制症状的中至重度持续性过敏性哮喘。本品能降低这些患者的哮喘加重率。使用时根据基线IgE(U/mL,治疗开始前测定)和体重(kg),确定本品合适的给药剂量和给药频率(表4-8,表4-9)。

2.缓解药物

(1)SABA:主要包括速效吸入β_2受体激动剂和慢效口服β_2受体激动剂。速效吸入β_2受体激动剂松弛气道平滑肌作用强,通常在数分钟内起效,疗效可维持数小时,适用于缓解哮喘急性发作时气道痉挛及预防运动诱发的支气管收缩。临床常用药物有沙丁胺醇和特布他林。该类药物应以最小剂量和频率按需使用,需求量增加尤其是每日使用量增加是哮喘控制恶化的一个信号,提示需要重新评价治疗方案。短效口服β_2受体激动剂通常在服药后15~30 min起效,疗效维持4~6 h。临床常用药物有沙丁胺醇、

表4-8 以皮下注射方式每4周注射奥马珠单抗1次（剂量单位：mg/次）

基线IgE (U/mL)	体重 (kg)									
	≥20~25	>25~30	>30~40	>40~50	>50~60	>60~70	>70~80	>80~90	>90~125	>125~150
30~100	75	75	75	150	150	150	150	150	300	300
>100~200	150	150	150	300	300	300	300	300	450	600
>200~300	150	150	225	300	300	450	450	450	600	
>300~400	225	225	300	450	450	450	600	600		
>400~500	225	300	450	450	600	600				
>500~600	300	300	450	600	600					
>600~700	300	300	450	450						
>700~800										
>800~900										
>900~1000										
>1000~1100										

每2周给药1次，见表4-8

表4-9 以皮下注射方式每2周注射奥马珠单抗1次（剂量单位：mg/次）

基线IgE (U/mL)	体重 (kg)									
	≥20~25	>25~30	>30~40	>40~50	>50~60	>60~70	>70~80	>80~90	>90~125	>125~150
30~100	每4周给药1次，见表4-7									
>100~200										
>200~300										375
>300~400									450	525
>400~500								375	525	600
>500~600							375	450	600	禁用：尚未获得推荐给药剂量数据
>600~700	225	225				375	450	525		
>700~800	225	225	300	375	375	450	450	600		
>800~900	225	225	300	375	450	450	525			
>900~1000	225	300	375	450	450	525	600			
>1000~1100	225	300	375	450	525	600				
>1100~1200	300	300	450	525	600					
>1200~1300	300	375	450	525	600					
>1300~1500	300	375	525	600						

特布他林。

（2）茶碱类：茶碱静脉制剂主要用于部分中度或重度哮喘急性发作。由于茶碱的治疗窗较窄，且其代谢存在较大的个体差异，可引起心律失常、血压下降甚至死亡，故建议使用静脉制剂时监测茶碱血药浓度，以便及时调整浓度和滴速。茶碱有效、安全的血药浓度为 $6 \sim 15$ mg/L，应缓慢滴注或注射 [注射速度 $<$ 0.25 mg/(kg·min)]。

（3）全身用糖皮质激素：可控制哮喘的急性加重，减少患者急诊或住院的可能，避免急诊治疗后的早期复发，降低病死率。在哮喘急性发作时，可口服或静脉应用，剂量视病情而定。严重急性哮喘发作时常静脉给予糖皮质激素治疗，临床常用药物有琥珀酸氢化可的松（$400 \sim 1\,000$ mg/d）或甲泼尼龙（$80 \sim 160$ mg/d）。无激素依赖倾向者可在 $3 \sim 5$ d 停药，有激素依赖倾向者应在控制哮喘症状后改为口服给药，并逐步减少激素用量。

（4）吸入性抗胆碱能药物：通过与醋甲胆碱竞争毒蕈碱受体（M 受体）上的相同结合部位而发挥拮抗胆碱能神经的效应，通过抑制细胞内 cGMP 的转化和提高 cAMP 的活性来降低细胞内 Ca^{2+} 浓度，抑制肥大细胞的活性，从而松弛气道平滑肌和引起支气管扩张。该类药物口服不易吸收，以吸入制剂为主。临床常用的吸入性抗胆碱能药物包括异丙托溴铵和噻托溴铵，其舒张支气管作用弱于 β_2 受体激动剂，起效较慢，但长期应用不易产生耐药，且与 β_2 受体激动剂联用时具有协同、互补作用。

第四节　案例评述

一、临床药学监护要点

（一）疗效监护

哮喘慢性持续期的疗效监护主要指标为喘息、胸闷或咳嗽，肺部哮鸣音，使用缓解药物次数及肺功能情况等。

哮喘急性发作期的疗效监护主要指标为喘息、胸闷或咳嗽等症状是否好转，心率、呼吸等体征是否平稳，肺部哮鸣音有无减少，肺功能及动脉血气分析等。

（二）不良反应监护

哮喘慢性持续期治疗主要为吸入用药，吸入药物全身吸收少，全身不良反应较少，主要表现为咽喉局部不良反应。但如果患者合并有基础疾病（如心律失常、冠心病、前列腺肥大、青光眼等），吸入给药也可能引起全身不良反应，使用时应慎重。

哮喘急性发作期治疗则可能牵涉很多药物，如射流雾化吸入药、静脉或口服茶碱类、全身用糖皮质激素等，特别是全身用药容易发生不良反应，应注意监护。

吸入β_2受体激动剂，特别是射流雾化吸入给药，可能出现心悸、肌震颤等症状，甲亢、高血压、心脏病患者慎用。长期单独使用β_2受体激动剂可引起β_2受体功能下调和气道反应性增加，不主张长期单独用药。

应用茶碱类药物应根据用药剂量、患者基本情况评估是否需要监测血药浓度,强调个体化用药。茶碱类药物与大环内酯类、喹诺酮类、西咪替丁等药合用会降低茶碱清除率,应调整剂量,防止茶碱蓄积中毒。心、肺、肾功能不全者宜减量。茶碱静脉注射速度过快或剂量过大,可能会引起严重副作用甚至心脏停搏,应密切关注。

吸入性抗胆碱能药物起效较慢,但长期应用不易产生耐药,与β$_2$受体激动剂或茶碱类联用具有协同互补作用。若使用β$_2$受体激动剂有较大副作用时,可选用此类药物替代,但妊娠早期、青光眼、前列腺肥大的患者慎用。

ICS是慢性持续期哮喘长期治疗的首选药物,通常需连续规律地吸入1周后方能起效。ICS全身不良反应少,以局部不良反应为主,如咽喉不适、疼痛、声音嘶哑、口腔念珠菌感染等。吸入治疗后漱口或使用储雾罐可以减少局部不良反应。严重急性哮喘发作时可全身应用较大剂量糖皮质激素。全身用药容易发生不良反应,如血糖升高、血压升高、消化道出血等。肺结核、感染、青光眼、糖尿病、骨质疏松、消化性溃疡患者及孕妇、哺乳期妇女应慎用或禁用全身激素,权衡利弊下使用则应做好预防不良反应措施。

(三)患者用药依从性监护

首先,应明确患者是否知晓不同药物的作用及用法。例如,ICS或口服白三烯调节剂是哮喘控制用药,需长期规律使用,预防哮喘发作。吸入性SABA或抗胆碱能药物为缓解症状用药,按需使用即可。

其次,应监护患者是否准确掌握各种吸入剂型的使用技巧。

再次,需要评估患者是否规律遵医嘱用药。

二、常见用药错误归纳与要点

患者用药依从性差。

(1)吸入装置使用方法错误。

（2）不了解哮喘控制药物和缓解药物的区别，没有长期规律使用控制药物。

（3）对于控制药物自行随意减量或停药。

第五节　规范化药学监护路径

目前,没有权威的共识或相关指南就哮喘患者的规范化药学监护路径给出建议和指导,临床药师需要在工作实践中摸索和积累经验,在患者治疗过程中发挥药学专业特长,让患者获得最恰当治疗的同时,减少治疗风险、降低治疗成本,使药物治疗符合患者、病情、药学的特点。同时,哮喘是慢性气道炎症性疾病,作为一种慢性疾病,长期的慢性疾病管理是临床药师需要重点关注的。慢性疾病的药学监护需要给患者建立哮喘药物治疗和病情控制档案,药师进行长期随访和监护,并根据病情变化给予调整治疗方案的建议。具体监护路径见表4-10。

表4-10　哮喘住院患者药学监护路径

患者姓名:_____　　性别:_____　　年龄:_____

身高:_____　　体重:_____　　住院号:_____

住院日期:____年____月____日

出院日期:____年____月____日

时间	住院第1天	住院第2天	住院第3天	住院第4～___天	出院日
主要诊疗工作	□ 药学问诊(附录1) □ 用药重整 □ 正确使用吸入装置教育	□ 药学评估(附录1) □ 药历书写(附录3)	□ 治疗方案分析 □ 完善药学评估 □ 制订监护计划 □ 用药宣教	□ 医嘱审核 □ 疗效评价 □ 不良反应监测 □ 用药注意事项	□ 药学查房 □ 完成药历书写 □ 出院用药教育

常见疾病临床药学监护案例分析——呼吸系统疾病分册

时间	住院第1天	住院第2天	住院第3天	住院第4～　天	出院日
重点监护内容	□ 患者信息 □ 既往病史评估 □ 药物适应证、禁忌证评估 □ 药物相互作用审查 □ 其他药物治疗相关问题	□ 病情评估 □ 抗炎平喘治疗方案评估 □ 其他治疗方案评估 □ 药物相互作用评估 □ 用药依从性评估 □ 药物不良反应监测 **治疗风险和矛盾** □ 肝肾功能 □ 出血、凝血风险 □ 心功能 □ 过敏体质 □ 胃肠功能 □ 其他	□ 病情评估 □ 药物不良反应监测	**病情观察** □ 参加医师查房，注意病情变化 □ 药学独立查房，观察患者药物反应，检查药物治疗相关问题 □ 查看检查、检验报告指标变化 □ 检查患者服药情况 □ 药师记录 □ 抗炎平喘治疗方案有效性评估 **监测指标** □ 症状 □ 监测体温、血压、心率等 □ 血常规、尿常规、便常规、粪隐血 □ CRP、ESR □ 血气分析 □ 肝肾功能 □ 电解质 □ 心电图	**治疗评估** □ 不良反应 □ 支持治疗 □ 并发症 □ 既往疾病 **出院教育** □ 戒烟 □ 正确用药 □ 哮喘自我管理 □ 康复锻炼 □ 定期门诊随访 □ 并发症相关专科治疗
病情变异记录	□ 无 □ 有,原因: 1. 2.	□ 无 □ 有,原因: 1. 2.	□ 无 □ 有,原因: 1. 2.	□ 无 □ 有,原因: 1. 2.	□ 无 □ 有,原因: 1. 2.
药师签名					

叶晓芬　　陆蕴红

第五章

慢性阻塞性肺疾病

第一节 疾病基础知识

【病因和发病机制】

慢性阻塞性肺疾病(chronic obstructive pulmonary disease, COPD),是一种常见的以持续性呼吸道症状和气流受限为特征的可以预防和治疗的疾病。呼吸道症状和气流受限是由有害颗粒或气体暴露导致的气道和(或)肺泡异常引起的,多呈进行性发展。

1. 病因 COPD的发生风险可能与下列因素有关:吸烟、室内空气污染、职业暴露、室外大气污染、遗传因素、年龄与性别、肺生长与发育、社会经济地位、哮喘和气道高反应性、慢性支气管炎和感染。

2. 发病机制 发病机制尚未完全明了,吸入有害颗粒或气体可引起肺内氧化应激、蛋白酶和抗蛋白酶失衡及肺部炎症反应,激活的炎症细胞释放白三烯B_4、白介素-8(IL-8)、肿瘤坏死因子-α(TNF-α)等炎性介质,这些炎性介质能够破坏肺的结构和(或)促进NEUT炎症反应。自主神经系统功能紊乱、肺组织和气道畸形等在COPD的发展过程中也起了一定作用。

【诊断要点】

COPD的诊断应根据临床表现、危险因素接触史、体征及实验室检查等资料综合分析确定。持续存在的气流受限是诊断COPD的必备条件,肺功能检查是诊断COPD的金标准,吸入支气管舒张剂后$FEV_1/FVC < 70\%$即明确存在持续的气流受限,除外其他疾病后可确诊为COPD。凡有吸烟史和(或)环境职业污染及生物燃料接触史或临床上有呼吸困难或咳嗽、咳痰病史者,均应行肺功能

检查。COPD患者早期轻度气流受限时可有或无临床症状。考虑COPD诊断的主要指征见表5-1。

表5-1　考虑COPD诊断的主要指征

年龄>40岁的患者如果存在以下任一情况,应考虑COPD诊断,并行肺功能检查。这些指征本身不能确诊COPD,但同时出现多个主要指征可增加COPD诊断的可能性。肺功能检查是确诊COPD的必要条件

呼吸困难	进行性加重,特征为活动时症状加剧,症状持续存在
慢性咳嗽	可能呈间歇性咳嗽或干咳,早晚或整日均有咳嗽,但夜间咳嗽不显著
慢性咳痰	任何形式的慢性咳痰均可提示COPD
反复下呼吸道感染	
危险因素暴露史	宿主因素(如遗传因素、先天性/发育异常等) 吸烟(包括纸烟、旱烟、雪茄、水烟和一些国家内流行的烟草产品及环境烟草烟雾) 家中用于烹饪和取暖的燃料燃烧产生的烟雾 职业性粉尘、蒸汽、烟雾、气体和其他化学物质
家族史和(或)儿童期因素	如低出生体重、儿童期呼吸道感染等

COPD诊断时应注意与哮喘、支气管扩张、充血性心力衰竭、肺结核和弥漫性泛细支气管炎等疾病相鉴别。

【治疗】

1. 治疗原则　COPD按病程可分为:① 急性加重期,患者呼吸道症状超过日常变异范围的持续恶化,并需要改变药物治疗方案,在疾病过程中,患者常有短期内咳嗽、咳痰、气短和(或)喘息加重,痰量增多,脓性或黏液脓性痰,可伴有发热等炎症明显加重的临床表现。② 稳定期,患者的咳嗽、咳痰和气短等症状稳定或

轻微,病情基本回到急性加重前状态。

COPD稳定期和急性发作期的治疗目的和原则并不相同。稳定期治疗目标为减轻当前症状,包括缓解症状、改善运动耐量和改善健康状况,同时降低未来风险,防止疾病进展,防止和治疗急性加重及减少病死率。COPD急性加重期治疗目标为控制症状,防治并发症,最小化本次急性加重的影响,预防再次急性加重的发生。

2. 治疗方法　COPD稳定期患者的治疗方法主要有药物治疗、氧疗、通气支持、康复治疗、外科治疗等方法。2017版《慢性阻塞性肺疾病全球倡议》(*Global Initiative for Chronic Obstructive Lung Disease*)(以下称: 2017版GOLD倡议)中强调,COPD稳定期患者应当根据病情综合评估结果,确定初始药物治疗方案。综合评估包括肺功能评估、症状评估、急性加重风险评估。

对于COPD稳定期患者,支气管舒张剂的规律吸入使用是症状控制的核心,具体药物选择和使用见本章第三节,长期家庭氧疗能提高慢性呼吸衰竭患者的生存率。无创机械通气作为通气支持治疗,已广泛应用于极重度COPD稳定期的患者,无创机械通气联合长期氧疗对某些患者,尤其是在日间有明显高碳酸血症的患者或许有一定益处。

另外,2017版GOLD倡议提出,COPD稳定期康复治疗可以改善进行性气流受限、严重呼吸困难而很少活动的COPD患者的活动能力,提高生命质量。康复治疗包括呼吸生理治疗、肌肉训练、营养支持、精神治疗和教育等多个方面。

COPD治疗还包括外科治疗,外科治疗手段有肺大疱切除术、肺减容术、内镜下肺减容术和肺移植术。

COPD急性加重期,根据患者病情严重程度,可以院外治疗或住院治疗,多数患者可以使用支气管舒张剂、激素和抗菌药物在院外治疗。对于有需要住院治疗指征的患者,应根据患者临床症状、体征、血气分析和胸部影像学等指标评估病情的严重程度,采取相应的治疗。住院治疗指征包括① 静息状态下呼吸困难突然加重、高呼吸频率、氧饱和度降低、意识模糊、嗜睡等重度症状。② 急性呼吸衰竭。③ 出现新的体征（如发绀、外周水肿）。④ 急性加重期起始药物治疗失败。⑤ 存在严重并发症（如心力衰竭、新发心律失常等）。⑥ 家庭支持不足。COPD急性加重患者收入ICU指征包括① 起始急诊治疗反应不佳的重度呼吸困难。② 精神状态改变（意识模糊、嗜睡、昏迷）。③ 氧疗后仍有持续性低氧血症或低氧血症加重（$PaCO_2 < 5.3$ kPa或40 mmHg）和（或）重度呼吸性酸中毒/呼吸性酸中毒加重（$pH < 7.25$）。④ 需要有创机械通气。⑤ 血流动力学不稳定，需要升压药治疗。

COPD常与其他疾病合并存在，比较常见的有心血管疾病（缺血性心脏病、心力衰竭、心房颤动、高血压等）、骨质疏松、焦虑和抑郁、肺癌、感染、代谢综合征和糖尿病等。这些并发症对疾病的进展产生显著影响，可能是COPD住院和死亡的独立影响因素，因此应努力发现患者的并发症经常评估并给予适当治疗。

第二节 经典案例

案例一

一、案例回顾

【主诉】

咳嗽、咳痰十余年。

【现病史】

患者,男,61岁。因父、兄有肺癌病史,要求体检,于门诊就诊。患者自诉有咳嗽、咳痰症状10余年,咳白色黏痰,晨起明显,无明显胸闷、胸痛、气促等,仅在大量运动(如爬山、跑步等)后,偶有呼吸困难。

【既往史】

高血压病史5年,口服氨氯地平片,血压控制良好。否认糖尿病、冠心病等其他慢性疾病。

【社会史、家族史、过敏史】

父、兄有肺癌病史,父亲有COPD病史。无食物药物过敏史。吸烟600支/年。

【体格检查】

生命体征平稳,R 18次/min,听诊两肺呼吸音粗。

【实验室检查及其他辅助检查】

1. 实验室检查

(1)血常规: RBC 4.87×10^{12}/L,WBC 5.8×10^{9}/L,PLT 297×10^{9}/L,NEUT% 72.6%,EOS 0.11×10^{9}/L,EOS% 1.5%。

（2）肝功能：ALB 41 g/L，ALT 16 U/L，AST 20 U/L，ALP 97 U/L，GGT 39 U/L。

（3）肾功能：尿素 5.3 mmol/L，Cr 52 μmol/L。

（4）特定蛋白：IgE 98 U/mL。

（5）肿瘤标志物：癌胚抗原 1.8 ng/mL，细胞角蛋白 19 片段（CYFRA21-1）2.9 ng/mL，神经元特异烯醇化酶（NSE）12.0 ng/mL，鳞状上皮细胞癌抗原（SCC）0.6 ng/mL。

2. 其他辅助检查

（1）肺功能检查：吸入支气管舒张剂后 FEV_1/FVC 69%（↓），FEV_1 占预计值 82%。

（2）呼出气一氧化氮（FeNO）：12 ppb。

（3）胸部 CT 平扫：肺气肿，两肺多发肺大疱；左上肺慢性炎症。

【诊断】

COPD。

【用药记录】

平喘药　沙丁胺醇气雾剂 100 μg 吸入需要时吸入。

【药师记录】

该患者为门诊体检病例，初次诊断为 COPD。根据 2017 版 GOLD 倡议，综合评估为 A 组患者，予以沙丁胺醇气雾剂 100 μg 按需使用。用药后定期门诊随访。

二、案例分析

【舒张支气管】

患者，男，61岁。有慢性咳嗽、咳痰症状，偶有活动后呼吸困难，听诊两肺呼吸音粗，胸部 CT 示肺气肿，两肺多发肺大疱，肺功能检查：吸入支气管舒张剂后 FEV_1/FVC 69%（↓），根据 2017 版 GOLD 倡议，该患者 COPD 诊断明确。患者 FEV_1 占预计值 82%，mMRC 分级为 0 级，综合评估该患者属于 A 组（具体评估及分级方法见第三节）。2017 版 GOLD 倡议推荐所有 A 组患者均需要使用支气管舒张剂（短效或长效制剂均可），评估疗效后可继续使用、停用或更换其他支气管舒张剂。目前临床用于治疗COPD的药物中,没有一种可以改变COPD患者肺功能进行性下降这一特征,该患者处于COPD的早期阶段且初诊初治,最常用的是SABA或抗胆碱药物,这两类药物起效时间较短,能有效地缓解症状。两类药物之间的药物选择没有明确的界限,主要依靠临床医师的判断和患者对治疗的反应。该患者是选择按需还是定时吸入支气管舒张剂取决于患者症状发作的频率。由于患者对治疗反应的个体差异大,因此需要根据患者用药后情况评估药物治疗方案。

临床药师观点:该患者仅在较剧烈活动后出现呼吸困难,选择SABA沙丁胺醇气雾剂比较合理,因为沙丁胺醇气雾剂起效更快,一般5 min内起效,15～30 min达峰,作用维持时间约4 h。对于综合评估A组的患者,选择按需还是定时吸入支气管舒张剂,目前没有有力的循证医学证据证明哪种用药方案更优。基于沙丁胺醇气雾剂的药物特性,按需吸入适于该患者。

三、药学监护要点

(1)教会患者在症状发作时,按需正确吸入药物的方法。沙丁胺醇气雾剂吸入前先振摇药罐,轻轻呼尽肺内空气。吸入时,药罐垂直,嘴唇包住吸口,吸气同时按动揿钮,保证吸药与吸气同步,以便使药物最大限度达到肺部。吸入完成后,屏息10 s或在没有不适感觉情况下尽量延长屏息时间,然后缓慢呼吸。用药完毕,将盖子套回吸口咬嘴,保持吸口清洁。

(2)告知患者沙丁胺醇气雾剂是一种安全性较好的药物,用药后可能会出现震颤、心动过速或精神紧张的情况,如果情况严重,应停药后尽快就医。

(3)建议患者戒烟。该患者的治疗计划应当包括戒烟治疗。明确告诉患者,其肺功能开始出现一定程度的不可逆改变,吸烟是这种改变的易感因素,而停止吸烟对防止肺功能进一步恶化至关重要,因为戒烟是已证实可减轻COPD相关的FEV_1下降的唯一有效措施。如果患者有需要,可以进一步为其设计个体化的戒烟计划。

(4)建议患者接种肺炎疫苗和流感疫苗。应评估患者免疫状态,根据2017版GOLD倡议,在没有禁忌的情况下,该患者可以到社区医院接种肺炎球菌疫苗和流感疫苗,因为COPD患者如果患有任何一种感染合并症,其发病率和死亡率的危险将明显增加。

(5)提醒患者用药后定期门诊随访。药师应在患者后续随访中,帮助患者周期性练习吸入方法,因为随着时间的推移,患者的吸入技能很容易退化。

案例二

一、案例回顾

【主诉】

活动后呼吸困难5年。

【现病史】

患者,女,68岁。约5年前因反复咳嗽、咳痰,活动后胸闷、气促明显就诊。肺功能检查:FEV_1/FVC 66%(↓),FEV_1占预计值75%(↓),诊断为COPD,予以沙美特罗替卡松粉吸入剂50 μg/500 μg 1吸 b.i.d.治疗,患者胸闷、气促症状明显好转。近2年,逐渐出现平地快步行走后呼吸困难,通常需要停下休息,夜间可以平卧。2个月前因咳嗽、咳痰症状加重,咳黄痰伴发热,当地医院以"慢性阻塞性肺疾病急性加重期(AECOPD)"收治入院,予以抗感染、全身激素治疗(具体不详)10 d后,患者体温恢复正常,咳嗽、咳痰症状好转,出院后继续沙美特罗替卡松粉吸入剂50 μg/500 μg 1吸 b.i.d.治疗,患者活动后呼吸困难没有明显改善,于我院门诊就诊。

【既往史】

有高血压病史10年,口服硝苯地平缓释片,血压控制良好。糖尿病病史1年,口服二甲双胍,血糖未监测。

【社会史、家族史、过敏史】

否认社会史、家族史、过敏史。

【体格检查】

R 20次/min,胸部前后径增宽,叩诊过清音,听诊两肺呼吸音减低,呼气相延长。

【实验室检查及其他辅助检查】

1. 实验室检查

(1) 血常规:RBC $4.09 \times 10^{12}/L$,WBC $8.58 \times 10^{9}/L$,PLT $268 \times 10^{9}/L$,NEUT% 62.8%,EOS $0.13 \times 10^{9}/L$,EOS% 2.8%。

(2) 肝功能:TBIL 7.2 μmol/L,ALB 41 g/L,ALT 29 U/L,AST 22 U/L,ALP 121 U/L,γ-GT 41 U/L。

(3) 肾功能:尿素 3.5 mmol/L,Cr 55 μmol/L。

(4) 高敏CRP(hs-CRP):3.8 mg/L(↑)。

(5) 空腹GLU:8.1 mmol/L(↑)。

2. 其他辅助检查

(1) 门诊肺功能检查:吸入沙丁胺醇气雾剂后FEV_1/FVC 51%(↓),FEV_1占预计值46%(↓)。

(2) 胸部X线:两肺纹理增多增粗。

【诊断】

COPD。

【用药记录】

平喘药　噻托溴铵粉吸入剂 18 μg 吸入 q.d.(即日起长期使用);福莫特罗粉吸入剂 12 μg 吸入 b.i.d.(即日起长期使用)。

【药师记录】

患者长期规律吸入LABA + ICS 5年,2年前起即使规律用药,平地快走后亦出现呼吸困难。医师在患者原有用药基础上,加用噻托溴铵粉吸入剂。结合病史和用药史,药师建议用福莫特罗粉吸入剂代替沙美特罗替卡松粉吸入剂,医师接受药师建议。

二、案例分析

【舒张支气管】

患者，女，68岁。5年前确诊为COPD后，规律吸入LABA＋ICS复合制剂，2年后病情逐渐进展，2月前有AECOPD住院治疗史，结合门诊肺功能检查：吸入沙丁胺醇气雾剂后FEV_1/FVC 51%（↓），FEV_1占预计值46%（↓），CAT评分11分，综合评估该患者属于C组。根据2107版GOLD倡议，C组患者的起始用药推荐长效抗胆碱药物（LAMA）单药治疗，因为有两项头对头研究结果表明，LAMA在预防COPD急性加重方面优于LABA。如果患者的症状持续加重，可联合应用LAMA＋LABA或LABA＋ICS。该患者5年前外院初始治疗使用LABA＋ICS，患者取得比较满意的控制效果，但随着时间推移，即使规律吸入LABA＋ICS，患者仍出现症状的持续加重并伴有一次急性加重，肺功能较前明显下降，此时升级到LAMA联合LABA＋ICS吸入治疗符合《慢性阻塞性肺疾病诊治指南》推荐。该患者有糖尿病病史，尽管接受了药物治疗，但血糖控制不佳。有研究表明，使用ICS可能增加患者糖尿病的患病风险及血糖控制不佳的风险，还可能增加肺部感染的风险。另外有研究发现，患者停用ICS，肺功能改变、症状控制和急性发作次数方面撤药前后没有明显差异。因此基于该患者实际情况，药师建议医师停用沙美特罗替卡松粉吸入剂，使用单方的LABA，如福莫特罗粉吸入剂 12 μg 吸入 每日2次。医师接受药师建议，更改处方。

临床药师观点：根据该患者的病史、药物治疗史及伴随疾病情况，临床药师建议医师可停用ICS，选用LABA＋LAMA的治疗方案，更适合患者目前的临床实际情况。药师在治疗方案更改后，应嘱咐患者1个月内门诊随访，以评估疗效。

三、药学监护要点

（1）教会患者正确使用吸入药物的技巧。噻托溴铵粉吸入剂及福莫特罗粉吸入剂包装内都包括一个吸入装置和一板泡状包装的胶囊。吸入前，取一粒胶囊放入中央室，用力合上吸嘴至听到

"咔嗒"一声,保持防尘帽敞开垂直向上,按动绿色刺孔按钮。先做一次深呼吸后,呼尽气体,举起吸入装置,用嘴唇紧紧含住吸嘴,缓慢深吸气,保持吸气时能听到胶囊振动。吸气完全后,尽可能长地屏住呼吸,同时取出吸嘴。重新恢复正常呼吸,可重复上述步骤至胶囊中的药物完全吸出。胶囊不得吞服。两种药物吸入方式基本相同,但每日使用次数不同,药师需帮助患者确认。

(2)呼吸锻炼,教会患者缩唇呼吸和腹式呼吸的方法,并鼓励患者坚持锻炼。不论是2017版GOLD倡议还是我国《慢性阻塞性肺疾病诊治指南》,都强调患者稳定期的管理和康复治疗,建议患者学会自我控制病情的技巧。其中,呼吸锻炼是一种对体力要求低、简单易学的方法。有研究表明,长期进行缩唇呼吸、腹式呼吸、呼吸体操等呼吸训练能有效改善呼吸模式,提高通气效率,从而提高血PaO_2,降低血$PaCO_2$,改善肺功能,减慢COPD进展速度,减少COPD急性加重的次数。

(3)内分泌科随访,糖尿病是COPD常见的合并症之一,该患者确诊糖尿病并接受药物治疗,治疗期间未正规随访,也未监测血糖,入院检查结果提示患者血糖控制不佳,研究结果显示,糖尿病对COPD疾病进程有一定影响,同时糖尿病患者血糖控制不佳,容易发生感染,感染是COPD急性发作的重要诱因,因此建议患者内分泌科随访,控制血糖。

(4)建议疫苗接种,参见本章案例一相关内容。

(5)提醒患者用药后定期门诊随访。

案例三

一、案例回顾

【主诉】

反复咳嗽、咳痰30余年,加重2 d伴发热。

【现病史】

患者,男,81岁。反复咳嗽、咳痰30余年。近5年每年有2～3

次急性加重住院治疗史,最近一次急性加重住院在2个月前。半个月前门诊肺功能检查:吸入沙丁胺醇气雾剂后FEV$_1$/FVC 45%(↓),FEV$_1$占预计值33%(↓)。患者2 d前洗澡受凉后咳嗽、咳痰症状加重,咳黄脓痰,自测体温最高38℃(↑),自行口服头孢克洛胶囊及盐酸氨溴索片(具体用量不详),症状缓解不明显。今天上午,患者出现寒战,静息状态下呼吸困难,于我院急诊就诊。

【既往史】

有高血压病史近20年,口服缬沙坦胶囊,血压控制良好。50多年前有"肺结核"治疗史。

【社会史、家族史、过敏史】

抽烟600支/年,已戒20年。有青霉素过敏史。父亲有COPD病史。

【体格检查】

呼吸急促,身形消瘦(身高172 cm,体重50 kg)。T 38.8℃,R 32次/min,听诊:左下肺闻及明显湿啰音。

【实验室检查及其他辅助检查】

1. 实验室检查

(1)血常规:RBC 3.89×10^{12}/L,Hb 110g/L(↓),WBC 9.76×10^9/L(↑),PLT 268×10^9/L,NEUT% 86.8%(↑),EOS 0。

(2)肝功能:TBIL 5.4 μmol/L,ALB 26g/L(↓),ALT 58 U/L(↑),AST 52 U/L(↑),ALP 98 U/L,γ-GT 88 U/L(↑)。

(3)肾功能:尿素 8.1 mmol/L,Cr 75 μmol/L。

(4)hs-CRP:92.8 mg/L(↑)。

(5)ESR:49 mm/h(↑)。

(6)D-dimer:0.55 mg/L。

(7)动脉血气(吸空气):pH 7.32(↓),PaCO$_2$ 57 mmHg(↑),PaO$_2$ 54 mmHg(↓),SaO$_2$ 78%(↓)。

2. 其他辅助检查 胸部CT平扫示左下肺斑片影,右上肺见纤维条索影伴钙化,两肺多发气肿。

【诊断】

AECOPD，Ⅱ型呼吸衰竭，肺部感染，低蛋白血症。

【用药记录】

1. 抗感染　左氧氟沙星注射液 0.4 g iv.gtt q.d.。

2. 舒张支气管　复方异丙托溴铵溶液 0.5 mg 射流雾化吸入 t.i.d.；沙丁胺醇气雾剂 5 mg 射流雾化吸入 t.i.d.；0.9%氯化钠注射液 20 mL 射流雾化吸入 t.i.d.。

3. 抗炎　甲泼尼龙 40 mg i.p. q.d.；0.9%氯化钠注射液 20 mL i.p. q.d.。

4. 营养支持　人血白蛋白 10 g iv.gtt b.i.d.；肠内营养乳剂（TPF-T）200 mL p.o. b.i.d.。

【药师记录】

患者入院当天予以左氧氟沙星注射液抗感染治疗，药师需根据患者对治疗的反应及用药后出现的新的可能与不良反应相关的症状（过敏、失眠、头痛等）对治疗方案进行评估。患者目前肺结核不能除外，入院已行血液结核 T-SOPT（结核感染 T 细胞检测），痰涂片抗酸染色及痰结核培养检查，结果未回，药师需关注检查结果。

支气管舒张剂射流雾化吸入时不要对着眼睛，吸入后患者可能出现口干、咳嗽、心动过速、眼部不适排尿困难等症状，药师应留意观察，并告知患者出现不适，立即报告医师或者药师。

患者有低蛋白血症，体重偏轻，存在营养不良，影响疾病预后，药师建议医师予以肠内营养治疗，并建议患者增加体重。

二、案例分析

2017 版 GOLD 倡议中 AECOPD 定义为患者呼吸道症状急性加重，需要额外治疗。治疗包括非药物治疗和药物治疗。① 非药物治疗中包括氧疗、机械通气等。氧疗是 AECOPD 住院患者治疗的基础。无严重合并症的患者，氧疗后易达到满意的氧合水平（$PaCO_2 > 60$ mmHg 或 $SaO_2 > 90\%$），吸氧浓度不宜过高。该患者入院后，立即给予了鼻导管吸氧 3 L/min 的治疗。② 药物治疗包括抗感染治疗、支气管舒张剂、激素及辅助治疗等。

【抗感染治疗】

该患者有呼吸困难加重、痰液变脓性,有接受抗菌药物治疗的指征。患者有近期住院史和抗菌药物治疗史,应考虑铜绿假单胞菌感染可能,根据《慢性阻塞性肺疾病急性加重诊治中国专家共识(2017年修订版)》(后称"共识")推荐,该患者可以选用口服环丙沙星或左氧氟沙星,需要静脉使用时,可选择环丙沙星和(或)抗铜绿假单胞菌活性的 β 内酰胺类,同时可加用氨基糖苷类抗菌药物。该患者选择左氧氟沙星,药物选择合理,但给药途径欠妥。左氧氟沙星口服生物利用度接近100%,该患者进食能力和消化系统功能正常,因此口服药物即可,无须静脉滴注。抗菌药物推荐治疗疗程为5~10 d,特殊情况可以适当延长抗菌药物应用时间。10%~20%的 AECOPD 患者可能会对初始经验治疗反应不佳,因此药师应在患者用药72 h后,根据患者体温变化、呼吸困难改善情况、脓痰量及痰液性质的改变等临床症状判断抗感染治疗效果。

该患者曾有"肺结核"治疗史,同时有高龄、体弱、COPD病史30余年,机体免疫功能减弱,结核患病或复发的可能不能除外。临床药师应注意患者痰培养和血液结核 T-SOPT 检查结果,如果有结核复发的证据,应及时建议医师开始抗结核治疗。

临床药师观点:患者有COPD病史,入院时发热伴黄脓痰,结合患者近期疾病治疗史,左氧氟沙星注射液0.4 g iv.gtt q.d.,药物选择及用法用量合理。临床药师应根据治疗效果及实验室检查结果,对治疗方案进行及时再评估。

【止咳平喘治疗】

单一吸入SABA,或SABA和短效抗胆碱药物联合吸入,是AECODP患者优先选择的支气管舒张剂治疗方案,药物吸入后,可明显改善症状和FEV$_1$,使用定量气雾剂和雾化吸入没有区别,但后者更适合于较重的患者。一般首选的支气管舒张剂是 β$_2$ 受体激动剂,若症状控制效果不佳,可加用短效抗胆碱药物。常用推荐剂量沙丁胺醇2.5~10 mg,每日4次,异丙托溴铵0.5 mg每日

3～4次。

临床药师观点：该患者使用异丙托溴铵溶液 0.5 mg＋沙丁胺醇气雾剂 5 mg，射流雾化吸入，每日 3 次，吸入药物的用法用量均合理。

【抗炎治疗】

AECOPD 住院治疗患者宜在应用支气管舒张剂的基础上，加用糖皮质激素口服或静脉治疗以加速患者的恢复，并改善肺功能和低氧血症，还能减少早期复发，降低治疗失败率，缩短住院时间。共识推荐使用泼尼松 30～40 mg/d，共识指出，与静脉给药相比，口服用药应该作为优先的推荐途径。该患者有口服用药的条件，应首先考虑口服给药。AECOPD 糖皮质激素治疗的最佳疗程尚不明确，共识推荐疗程为 10～14 d，2017 版 GOLD 倡议建议，全身使用激素的疗程不宜超过 5～7 d。

临床药师观点：该患者糖皮质激素用量选择基本符合共识推荐，但给药途径欠妥当。临床药师应当协助医师根据患者对治疗的反应，为患者确定适当的用药疗程。

【营养支持治疗】

营养不良是 COPD 患者常见的并发症，19%～74% 的 COPD 患者存在营养不良。营养不良可引起以下病理生理改变：① 呼吸肌无力，呼吸动力不足；② 低蛋白血症导致肺水潴留，增加呼吸阻力；③ 感染反复发作和难以控制。该患者体形消瘦，体重指数（BMI）16.90 kg/m²，ALB 26 g/L，均提示患者存在营养不良。药师建议患者尽可能多吃蛋白质含量高的食物，并增加进食量，避免高糖类和高热量饮食。该患者没有高脂血症和消化吸收不良，药师建议医师使用肠内营养制剂（以高脂低糖配方制剂为宜），同时补充 ALB。医师接受药师建议，给予患者人血 10 g iv.gtt b.i.d.，肠内营养乳剂（TPF-T）200 mL p.o. b.i.d.。

临床药师观点：该患者有接受营养支持治疗的指征，临床医师接受药师建议。该患者出院时，ALB 升至 31 g/L，体重增加 1.5 kg。出院时营养状态有明显改善。

三、药学监护要点

（1）注意患者体温、咳嗽、咳痰的变化，及时评估抗感染治疗方案的有效性，并关注患者是否出现与药物相关的不良反应及二重感染的情况出现。左氧氟沙星滴注时间不应少于60 min，嘱患者不要随意调整滴速。

（2）短效支气管舒张剂使用期间，留意患者是否出现排尿困难、骨骼肌震颤、心悸等与支气管舒张剂相关的药物不良反应。

（3）在患者使用糖皮质激素期间，应观察患者是否出现消化性溃疡等药物不良反应，并监测患者电解质和血压，如有明显异常，应及时处理。

（4）肠内营养使用后应注意观察患者是否出现不耐受的情况，如腹泻、呕吐等，并建议患者尽可能通过饮食补充营养，适当增加体重。根据BMI 18.5～24.9 kg/m^{2}为正常范围，患者身高172 cm，建议患者要增重至少至55 kg。

案例四

一、案例回顾

【主诉】

反复咳嗽、咳痰近20年，再发伴气促10余天，嗜睡1 d。

【现病史】

患者，男，74岁。近20年来反复咳嗽、咳痰，晨起明显，多为白色黏液痰，冬春季易发作。曾行肺功能检查，结果提示"重度阻塞性通气功能障碍"。平时不规则使用噻托溴铵粉吸入剂。2周前受凉后出现咳嗽加重，咳黄脓痰，痰量较平时明显增多，痰不易咳出，稍微活动后即出现气急，外院胸片示两肺纹理增多增粗，诊断为AECOPD。予以注射用阿奇霉素0.5 g iv.gtt q.d.、注射用头孢呋辛钠1.5 g iv.gtt b.i.d.、盐酸氨溴索注射液30 mg p.o. b.i.d.和茶碱缓释片0.2 g p.o. b.i.d.。患者治疗6 d后，症状无明显好转，改用左氧氟沙星注射液0.5 g iv.gtt q.d.，继续治疗5 d。患者2 d前开始出现恶心、头痛、失眠,今日转入我院。

【既往史】

有高血压、冠心病病史。

【社会史、家族史、过敏史】

吸烟30余年,600支/年,已戒烟5年。无食物药物过敏史。

【体格检查】

T 38.5℃; HR 96次/min,律齐; R 24次/min; BP 130/75 mmHg。

患者神志尚清,反应稍迟钝,查体欠合作。双肺叩诊过清音,听诊双肺呼吸音粗,闻及明显干啰音。

【实验室检查及其他辅助检查】

1. 实验室检查

(1) 血常规: RBC $3.48 \times 10^{12}/L$($\downarrow$), Hb 112 g/L($\downarrow$), WBC $11.02 \times 10^9/L$($\uparrow$), PLT $208 \times 10^9/L$, NEUT% 84.9%($\uparrow$)。

(2) 尿常规、粪常规: 正常。

(3) 肾功能: 尿素 6.2 mmol/L, Cr 65 μmol/L。

(4) 电解质: Na^+ 144 mmol/L, K^+ 4.1 mmol/L, Cl^- 104 mmol/L。

(5) 动脉血气分析(吸氧3 L/min): pH 7.33($\downarrow$), $PaCO_2$ 63 mmHg($\uparrow$), PaO_2 55 mmHg($\downarrow$), SaO_2 96%。

2. 其他辅助检查 胸部X线示两肺纹理增多增粗。

【诊断】

AECOPD; II型呼吸衰竭。

【用药记录】

1. 抗感染 0.9%氯化钠注射液 100 mL iv.gtt b.i.d.(d1-5);注射用头孢哌酮舒巴坦 3 g iv.gtt b.i.d.(d1-5);甲硝唑片 0.4 g p.o. q.i.d.(d6-12)。

2. 化痰 0.9%氯化钠注射液 100 mL iv.gtt b.i.d.(d1-12);注射用氨溴索 15 mg iv.gtt b.i.d.(d1-12)。

3. 扩张支气管 沙丁胺醇气雾剂5 mg射流雾化吸入 b.i.d.(d1-12)。

4. 其他 酪酸梭菌活菌片2片 p.o. t.i.d.(d6-12)。

【药师记录】

入院2天：体温恢复正常，吸氧3 L/min时，动脉血气示pH 7.36，$PaCO_2$ 53 mmHg，PaO_2 68 mmHg，SaO_2 98%。

入院4天：咳嗽、咳痰明显减少，听诊双肺啰音明显减少。

入院第6天：患者出现腹胀、腹泻，每日4～6次稀便。体检见腹部膨隆，无压痛及反跳痛，叩诊鼓音，肠鸣音明显减弱。粪常规示粪便呈糊状，WBC 0/HP，RBC 0/HP，未见食物残渣、黏液、寄生虫、真菌。结肠镜检查取病理提示黏膜炎症，考虑假膜性小肠结肠炎可能。粪便培养有难辨梭状芽孢杆菌生长，沙门菌属和志贺菌属均未检出。立即停用注射用头孢哌酮舒巴坦。开始使用甲硝唑片0.4 g p.o. b.i.d.，治疗假膜性小肠结肠炎，酪酸梭菌活菌片2片 p.o. b.i.d.，恢复肠道正常菌群。

入院第7天：症状明显缓解，无明显不适主诉，予以出院。

二、案例分析

【抗感染治疗】

该患者外院静脉使用注射用阿奇霉素联合注射用头孢呋辛钠治疗6 d，症状无明显好转，不能除外铜绿假单胞菌感染，换用有抗铜绿假单胞菌活性的左氧氟沙星注射液，用药5 d后，出现恶心、头晕、失眠等症状。氟喹诺酮类药物与茶碱同时使用可增加茶碱的血药浓度，其中以环丙沙星最为常见，虽然左氧氟沙星对茶碱的代谢影响较小，但合用时仍需密切观察患者情况。该患者出现的恶心、头痛、失眠均与茶碱毒性有关。临床药师考虑可能与茶碱血药浓度过高有关，因此建议停用茶碱和左氧氟沙星注射液，换用其他有抗铜绿假单胞菌活性的药物。医师接受药师建议，换用注射用头孢哌酮舒巴坦，药物选择和用法用量均合理。患者换药后，恶心、头痛、失眠症状逐渐好转。

患者静脉使用注射用头孢哌酮舒巴坦4 d后，咳嗽、咳痰明显好转，体温正常，提示抗感染治疗有效。在用药第6天突然出现腹泻，结合患者此前较长时间使用广谱抗菌药物的情况，应考虑发生假膜性小肠结肠炎的可能。该患者经结肠镜检查和活检病理诊断为假膜性小肠结肠炎。在应用抗菌药物尤其是广谱抗菌药物治疗过程中，体内寄殖菌群受到抑制，而条件致病菌大量繁殖，从而引起消化道二重感染。治疗假膜性小肠结肠炎的关键是立即停用疑似抗菌药物，病情较轻的患者停药可以不需要特殊处理。该患者粪便培养出艰难梭状芽孢杆菌，该菌是引起假膜性小肠结肠炎的常见致病菌，属专性厌氧菌。甲硝唑是治疗厌氧菌感染的有效药物，对于假膜性小肠结肠炎的治疗，成人剂量为口服 $1.5 \sim 2$ g/d，疗程为 $3 \sim 10$ d。同时应用微生态制剂补充肠道正常生理菌，该患者选用的酪酸梭菌活菌片属于活菌制剂，应该与甲硝唑的服用时间间隔至少 2 h，以防止微生态制剂中的有益菌被杀灭，而影响疗效。活菌制剂一般剂量为每次 2 片，每日 3 次口服使用。

临床药师观点：患者入院后抗感染治疗方案药物选择合理，用法用量正确。用药 5 d 后突然出现腹泻，考虑假膜性小肠结肠炎可能，立即停用注射用头孢哌酮舒巴坦，送粪便培养，并予以对症处理，补充肠道正常生理菌，处理得当，药物选择及用法用量合理，疗程恰当。

【止咳平喘治疗】

患者入院时有咳嗽、咳痰加重，且痰液不易咳出，医师起初欲选用复方异丙托溴铵溶液射流雾化吸入。对于 AECOPD 患者，支气管舒张剂首选 SABA（如沙丁胺醇），若效果不显著，可加用抗胆碱药（如异丙托溴铵），同时抗胆碱药物会减少腺体分泌，使痰液更加不易咳出，有痰的患者应慎用。药师建议改用沙丁胺醇气雾剂 5 mg 射流雾化吸入，医师接受药师建议。

临床药师观点：该患者治疗时首选复方异丙托溴铵溶液，药物选择欠妥，药师及时发现问题，与医师沟通后换用更适合该患者的沙丁胺醇气雾剂。

三、药学监护要点

（1）该患者入院时，出现明显与茶碱浓度过高相关的临床表現,茶碱的代谢有明显的个体内和个体间差异,在合并使用可能引起茶碱血药浓度增加的药物时,临床药师要特别注意观察甄别患者早期的中毒症状。监测茶碱血药浓度对估计疗效和不良反应有一定意义,一般将茶碱的血药浓度控制在5～15 mg/L。

(2)使用广谱抗菌药的患者,尤其是老年、体弱、有严重基础疾病及大手术后的患者,由于菌群失调引起的二重感染,应当引起临床医师和药师的注意和警惕,临床药师应当协助医师留意患者治疗后的临床反应,尽早发现二重感染的征象,及时处理。

(3)该患者有明显腹泻,腹胀伴水样便,药师应注意患者电解质、肝肾功能等情况,如有异常应及时协助医师对症处理。

(4)患者服用甲硝唑抗感染治疗同时服用酪酸梭菌活菌片以恢复肠道正常菌群,药师应当告知患者两种药物服用需间隔2 h以上。

(5)建议患者出院后,1个月内门诊随访。

第三节 主要治疗药物

一、常用治疗方案

COPD的治疗分为药物治疗和非药物治疗,其中药物治疗的目的在于减少症状、降低急性加重风险和严重程度,并改善患者健康状态和运动耐量。2017版GOLD倡议中强调根据患者的综合评估分组结果来确定药物治疗方案。临床药师应当掌握综合评估的方法。

2017版GOLD倡议推荐用肺功能对COPD患者气道受限程度进行评估,即以FEV_1占预计值百分比为分级标准,把COPD患者气流受限肺功能分级分为4级(表5-2)。

表5-2 气流受限程度的肺功能分级

$FEV_1/FVC < 0.7$的患者		
GOLD 1级	轻度	FEV_1占预计值 > 80%
GOLD 2级	中度	50% ≤ FEV_1占预计值 < 80%
GOLD 3级	重度	30% ≤ FEV_1占预计值 < 50%
GOLD 4级	极重度	FEV_1占预计值 < 30%

注:为吸入支气管舒张剂后的FEV_1值。

COPD症状评估通过采用改良版英国医学研究委员会呼吸问卷(breathlessness measurement using the modified British Medical Research Council, mMRC)(表5-3)对呼吸困难严重程度进行评

估，或采用COPD患者自我评估测试（COPD assessment test，CAT）问卷（表5-4）进行评估。

表5-3 改良版英国医学研究委员会呼吸问卷

mMRC 分级	呼吸困难症状
0级	只有在剧烈活动时感到呼吸困难
1级	在平地快步行走或步行爬小坡时出现气短
2级	由于气短，平地行走时比同龄人慢或者需要停下来休息
3级	在平地行走100 m或数分钟后需要停下来喘气
4级	因为严重呼吸困难而不能离开家或在穿脱衣服时出现呼吸困难

表5-4 COPD患者自我评估测试问卷（分）

我从来不咳嗽	□□□□□□	我总是在咳嗽
我一点痰也没有	□□□□□□	我有很多很多痰
我没有任何胸闷的感觉	□□□□□□	我有很严重的胸闷感觉
当我爬坡或上1层楼梯时，没有气喘的感觉	□□□□□□	当我爬坡或上1层楼梯时，感觉严重喘不过气来
我在家里能够做任何事情	□□□□□□	我在家里做任何事情都很受影响
尽管我有肺部疾病，但对外出很有信心	□□□□□□	由于我有肺部疾病，对离开家一点信心都没有
我的睡眠非常好	□□□□□□	由于我有肺部疾病，睡眠相当差
我精力旺盛	□□□□□□	我一点精力也没有

注：数字0～5表示严重程度，请标记最能反映你当前情况的选项，在数字上打×，每个问题只能标记1个选项。

mMRC分级≥2级或CAT评分≥10分表明症状较重，通常没有必要同时使用两种评估方法。

COPD急性加重风险评估：上一年发生≥2次急性加重史者，或上一年因急性加重住院1次,预示以后频繁急性加重发作的风险大。

2017版GOLD倡议细化了COPD综合ABCD分级评估工具(图5-1),同时根据ABCD分组选择不同的治疗方案,对不同组患者稳定期起始治疗推荐药物有所不同(图5-2)。

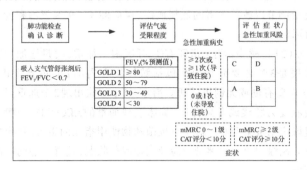

图5-1　COPD综合ABCD评估工具

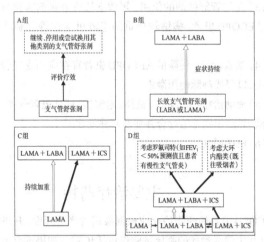

图5-2　COPD稳定期分级药物治疗路线图

注:实线框为首选方案;空心箭头为首选方案

LAMA:长效抗胆碱能药物;LABA:长效 β_2 受体激动剂;ICS:吸入性糖皮质激素

AECOPD的临床表现和症状有异质性,治疗以最小化本次急性加重的影响,预防再次急性加重的发生为目标,没有固定的治疗方案,通常治疗包括以下几种:

(1)氧疗:是治疗AECOPD住院患者的一个重要部分,氧流量调节以改善患者的低氧血症、保证88%～92%氧饱和度为目标。

(2)抗感染治疗:指征有① 呼吸困难加重、痰量增加和脓性痰是3个必要症状;② 包括脓性痰在内的2个必要症状;③ 需要有创或无创机械通气治疗。3个症状出现2个加重但无痰液变为脓痰或者只有1个临床表现加重的AECOPD,一般不建议应用抗菌药物。对于有抗菌药物使用指征的患者,再根据有无铜绿假单胞菌感染风险及当地耐药状况,选择合适的抗菌药物。

(3)支气管舒张剂的使用:短效支气管舒张剂雾化吸入最适用于AECOPD患者,病情较严重的患者可考虑静脉滴注茶碱类药物。

(4)激素治疗:住院的AECOPD患者宜在应用支气管舒张剂基础上,口服或静脉使用激素。

(5)辅助治疗:适当补充液体、电解质,评估患者营养状况,注意痰液引流,识别并治疗合并症及其并发症。

(6)机械通气。

二、主要治疗药物

COPD患者的药物治疗应根据疾病的严重程度,升级或降级治疗(其中降级治疗的临床试验仅包括ICS)。如果没有出现明显的药物不良反应或病情恶化,则应维持长期的规律治疗。根据患者对治疗的反应及时调整治疗方案。目前主要治疗药物有以下几种(表5-5)。

1. **支气管舒张剂** 能松弛支气管平滑肌、扩张支气管、缓解气流受限，是控制COPD症状的主要治疗措施。短期按需应用可缓解症状，长期规律应用可预防和减轻症状，增加运动耐力，但不能使所有患者的FEV$_1$得到改善。与口服药物相比，吸入剂的不良反应小，因此多首选吸入治疗。支气管舒张剂主要有β_2受体激动剂和抗胆碱药物，目前国内COPD患者常用的吸入型支气管舒张剂见表5-5。短效的支气管舒张剂雾化吸入较适用于AECOPD的治疗。β_2受体激动剂常见不良反应包括窦性心动过速、骨骼肌震颤、血钾降低等，长期使用后有些患者会出现药物敏感性降低的情况。抗胆碱药物常见不良反应包括口干或咽喉部激惹、前房角狭窄的青光眼或前列腺肥大尿道梗阻患者症状加重等，不慎入眼可能增高眼内压。

此外，支气管舒张剂还有包括茶碱、氨茶碱、多索茶碱等在内茶碱类药物，这类药物可解除气道平滑肌痉挛，稳定期患者每日口服1～2次缓释型或控释型茶碱，对治疗COPD有一定效果。急性加重且病情较严重的患者，可考虑静脉滴注茶碱类药物。茶碱类药物可能会引起恶心、呕吐等消化道反应和头痛、失眠、易激动等中枢神经系统反应。茶碱类药物治疗窗窄，血药浓度超过有效治疗浓度时会出现中毒反应。

2. **糖皮质激素** 不推荐COPD稳定期患者长期OCS或单一吸入糖皮质激素治疗。应与LABA联合吸入，目前常用的有沙美特罗替卡松、布地奈德福莫特罗、倍氯米松福莫特罗等（禁忌证、注意事项等详见第四章表4-7）。吸入糖皮质激素后，少数患者可能出现口腔真菌感染和声音嘶哑，药师应向使用这类药物的患者强调用药后立即漱口的重要性。急性加重的患者，应在应用支气管舒张剂的基础上，权衡疗效和安全性后，给予口服或静脉使用糖皮质激素。建议口服泼尼松30～40 mg/d，连续用药一般不超过14 d（禁忌证、注意事项等详见第四章表4-7）。也可静脉给予甲泼尼龙40 mg，每日1次，3～5 d后改为口服(禁忌证、注意事项等详见第四章表4-7)。

3.磷酸二酯酶-4(PDE-4)抑制剂 通过抑制细胞内环腺苷酸降解来减轻炎症。罗氟司特在有些国家已经上市,口服,每日1次,虽然罗氟司特没有直接舒张支气管的作用,但能改善应用沙美特罗或噻托溴铵患者的FEV1,目前该药在中国尚未上市。

4.其他治疗药物

(1)祛痰药:COPD患者气道内通常会产生大量黏液分泌物,导致继发感染,并影响气道顺畅,祛痰药有利于气道引流通畅,改善气道功能,常用的药物有氨溴索、乙酰半胱氨酸等。

(2)免疫调节剂:对降低COPD急性加重的严重程度可能有一定作用,但尚未得到确证,目前不推荐作为常规使用。

(3)抗氧化剂:COPD患者的气道炎症使氧化负荷加重,促使其病理生理变化,应用抗氧化剂如N-乙酰半胱氨酸可降低疾病反复加重的频率。

(4)疫苗:每年接种1次(秋季)或2次(秋、冬季)流感疫苗可减少COPD患者急性加重发作次数、严重程度和死亡。肺炎球菌疫苗已在COPD患者中应用,但尚缺乏有力的临床观察资料。

(5)中医治疗:COPD患者可根据辨证施治的原则进行中医治疗。某些中药具有祛痰、支气管舒张和免疫调节作用,值得深入研究。

表5-5 COPD主要治疗药物

名称	适应证	用法用量	禁忌证	注意事项
异丙托溴铵气雾剂	适用于预防和治疗与慢性阻塞性疾病相关的呼吸困难:慢性支气管炎或不伴有肺气肿,轻到中度哮喘	(1)成人和6岁以上儿童的预防和长期治疗:1~2揿,每日数次;平均每日剂量为1~2揿,每日3~4次(2)6岁以下儿童:只能在医师监督下使用如果患者需要逐渐增加剂量,则应确认是否需要其他合并治疗,每天总剂量不得超过12揿	(1)禁用于对异丙托溴铵或其他任何组分中的一种及阿托品或其衍生物过敏者(2)孕妇和哺乳妇女,除非预期获益较任何可能对胎儿产生的危害更重要。同时应考虑到与无充分治疗相关的危险	(1)如果在吸入该药物时,呼吸困难突然加重(降发性支气管痉挛),则应立即停止治疗,就医,并重新评估估治疗方案(2)本品含乙醇(每个剂量少于100mg)(3)慎用于闭角型青光眼,特别应注意确保药物不能接触到眼睛(4)对于排尿困难的患者如前列腺增生,应权衡应用异丙溴铵较治疗的潜在益处,只有当益处远大于加重尿潴留危险时,才予使用
噻托溴铵粉吸入剂	适用于COPD的维持治疗,包括慢性支气管炎和肺气肿伴随的呼吸困难的维持治疗及	每日1次,每次应用HandiHaler药粉吸入器(吸入装置)吸入一粒胶囊。本品只能用HandiHaler吸入装置吸入,不应超过推荐剂量使用。中剂使用,不得吞服。	禁用于对噻托溴铵,阿托品或其衍生物,如异丙托溴铵,或对含有牛奶蛋白的赋形剂——水乳糖过	(1)不应用作支气管痉挛急性发作的抢救治疗药物(2)吸入噻托溴铵干粉后可能出现速发型过敏反应(3)慎用于闭角型青光眼,前列腺增生或膀胱颈梗阻的患者(4)吸入药物引起吸入性支气管痉挛

（续表）

名 称	适 应 证	用 法 用 量	禁 忌 证	注 意 事 项
噻托溴铵粉吸入剂	急性发作的预防	重度肾功能不全患者（Ccr≤50 mL/min）应予以用噻托溴铵时应密切监控。年龄小于18岁的患者不推荐使用本品	敏的患者	（5）中度或重度肾功能不全（Ccr≤50 mL/min）患者仅应在预期受益超过潜在风险时使用噻托溴铵；重度肾功能不全患者不推荐使用 （6）药物进入眼内可能引发或加重闭角型青光眼、眼睛疼痛或不适、暂时性视物模糊、视觉轮或彩色影像并伴有结膜充血引起的红眼和角膜水肿。如果出现任何上述症象，应立即停药并咨询医疗专业人士 （7）抗胆碱能治疗可伴有咽有口干，长期口干则可能与龋齿有关 （8）噻托溴铵每日使用次数不得超过1次 （9）用药期间可发生头晕或视物模糊，影响驾驶或操作机器能力
噻托溴铵喷雾剂	适用于COPD的维持治疗，包括慢性支气管炎和肺气肿，伴随性呼吸困难的维持治疗及	吸入使用。成人推荐剂量是通过Respimat吸入装置吸入，每日相同时间吸入1次，每次吸入2揿	禁用于对噻托溴铵或本品所含其他成分如羟丙基糖过敏者。禁用于对阿托品或阿托品衍生物过敏者	（1）不应用作支气管痉挛急性发作的抢救治疗药物 （2）在吸入噻托溴铵药液后可能出现速发型过敏反应 （3）慎用于闭角型青光眼、前列腺增生或膀胱颈梗阻的患者 （4）吸入药物可能引起吸入性支气管痉挛

名称	适应证	用法用量	禁忌证	注意事项
噻托溴铵喷雾剂	急性发作的预防			(5) 中度或重度肾功能不全 (Ccr≤50 mL/min) 患者仅应在预期受益超过潜在风险时使用噻托溴铵；重度肾功能不全患者不推荐使用 (6) 药物进入眼内可能引发或加重闭角型青光眼、眼睛疼痛或不适、暂时性视物模糊、视觉晕轮或彩色影像并伴有结膜充血引起的红眼和角膜水肿，出现任何上述症象，应立即停药并咨询医师 (7) 抗胆碱能治疗可伴有口干，但长期口干可能与龋齿有关 (8) 噻托溴铵每日使用次数不得超过1次 (9) 用药期间可能发生头晕或视物模糊，影响驾驶或操作机器能力
富马酸福莫特罗粉吸入剂	治疗和预防可逆性气道阻塞。在维持治疗中，本品也适用于作为抗炎药治疗时的附	吸入给药 (1) 成人：常规剂量为每日1次或2次，每次4.5～9μg，早晨和(或)晚间给药。有些患者预提高剂量，每日1～2次，每次9～18μg，每日	对福莫特罗或吸入乳糖过敏的患者禁用	(1) 需要规律性地使用β₂激动剂的哮喘患者，应同时规律性地使用适量的抗炎药。即使在使用本品症状得到改善后，患者仍应继续使用抗炎药 (2) 如果症状持续或需增加支气管扩张药剂量以控制症状，如果显示哮喘症状加重，需对治疗药做有效调整。哮喘急性发作时，可使

（续表）

名　称	适　应　证	用　法　用　量	禁　忌　证	注　意　事　项
富马酸福莫特罗粉吸入剂	加药物	最多可吸 36 μg。(2)肝肾功能损害的患者可以使用常规剂量(3)哮喘夜间发作,可于晚间给药1次		用SABA
丙酸氟替卡松气雾剂	用于哮喘、COPD	(1)轻度哮喘:每次100～250 μg,每日2次(2)中度哮喘:每次250～500 μg,每日2次(3)重度哮喘:每日500～1 000 μg,每日2次。(4)4岁以下儿童:每次50～100 μg每日2次。起始剂量应根据病情严重程度而言	禁用于对制剂中任何成分有过敏反应的患者	(1)不适用于缓解急性哮喘症状,应选用快速短效的吸入型支气管舒张剂缓解急性症状(2)不可突然中断丙酸氟替卡松气雾剂的治疗(3)有糖尿病史的患者可出现血糖水平增高(4)慎用于活动期或静止期肺结核患者(5)应经免丙酸氟替卡松与利托那韦合用(6)应经常检查患者使用气雾剂装置的技术,确认给药与吸药同时进行以保证药物可最大程度到达肺部(7)长期大量使用可能出现的全身作用包括库欣综合征,库欣样特征,肾上腺抑制,儿童和青少年的生长发育迟缓,骨矿物质密度减少,白内障和青光眼。故应将剂量减少至可有效控制哮喘的最低剂量(8)建议定期监测长期接受ICS治疗儿童的身高

（续表）

名 称	适 应 证	用 法 用 量	禁 忌 证	注 意 事 项
丙酸氟替卡松气雾剂				（9）紧急情况下或择期手术中，应考虑附加给予全身用糖皮质激素治疗 （10）运动员慎用
布地奈德福莫特罗粉吸入剂	适用于需要联合应用ICS和LABA的哮喘患者的常规治疗	（1）160/4.5 μg/吸 推荐剂量：成人和青少年（≥12岁）1~2吸/次，每日2次 （2）80/4.5 μg/吸 推荐剂量：成人（≥18岁）1~2吸/次，每日2次，有些患者可能需要使用量达4吸/次，每日2次；青少年（12~17岁）1~2吸/次，每日2次；儿童（≥6岁）2吸/次，每日2次；低于6岁的儿童药物有效性和安全性尚未完全确定	对布地奈德、福莫特罗或吸入乳糖有过敏反应者禁用	（1）在停用布地奈德福莫特罗粉吸入剂时需要逐渐减少剂量 （2）和其他吸入治疗一样，可发生反常的支气管痉挛现象。喘鸣可在吸入药后立刻加重。如果出现严重反应，应重新评价治疗方案并在必要时替代治疗法 （3）任何ICS都可发生全身作用，特别是在吸入时的发期、高剂量使用时。这些作用在吸入时的全身作用发生率要比口服给药低得多。可能的全身作用包括肾上腺功能抑制、儿童和青少年生长迟缓、骨密度下降、白内障和青光眼。所以，吸入时调节到最小有效维持剂量是很重要的 （4）有任何理由怀疑在过去使用全身皮质激素导致了肾上腺功能损害，那么在换用布地奈德福莫特罗粉吸入剂治疗时应慎重 （5）吸入布地奈德福莫特罗粉吸入剂治疗的益处通常可减少口服糖皮质激素的应用，但从

名　称	适　应　证	用　法　用　量	禁　忌　证	注　意　事　项
布地奈德福莫特罗粉吸入剂				口服皮质激素转为吸入激素时，在很长时间内肾上腺储备功能受损的风险仍然存在 (6)为了减少口咽部念珠菌感染的风险，应告知患者在每次用药后用水漱口 (7)应避免同时使用其他吲哚酮唑或其他 CYP3A4 强抑制剂。如果不能避免合并用药，两药使用的间隔时间应尽量长 (8)布地奈德福莫特罗粉吸入剂在以下疾病时应小心使用：甲状腺毒症、嗜铬细胞瘤、糖尿病、未治疗的低钾血症、肥大性主动脉瓣下主动脉瓣狭窄、严重高血压、动脉瘤或其他严重心血管疾病，如缺血性心脏病、快速性心律失常或严重心力衰竭。当对 Q-T 间期延长的患者予以治疗时，应小心观察。福莫特罗本身可能导致 Q-T 间期的延长 (8)使用高剂量 β_2 受体激动剂可能会导致严重低钾血症。同时使用可导致低钾血症的药物，可能会增加高剂量 β_2 受体激动剂产生低钾血症的可能性。在急性严重哮喘时，应特别注意相关的可因低氧而增大。这种低钾

名　称	适　应　证	用　法　用　量	禁　忌　证	注　意　事　项
布地奈德福莫特罗粉吸入剂				作用可能会因合并应用黄嘌呤诱导剂、类固醇和利尿药而加重。建议在急性哮喘时要监测血钾 (9) 和所有的β₂受体激动剂一样，本品用于糖尿病患者时需要增加对血糖的控制。布地奈德福莫特罗粉吸入剂含有乳糖（<1 mg/吸）。这个剂量对乳糖不耐受患者通常不会有问题 (10) 布地奈德和福莫特罗不影响驾驶和操作机器的能力 (11) 运动员慎用
硫酸特布他林气雾剂	支气管哮喘、慢性喘息性支气管炎、阻塞性肺气肿和其他伴有支气管痉挛的肺部疾病	喷雾吸入。每次0.25～0.50 mg，严重患者每日3～4次，每次可增至1.5 mg，24 h内的总量不超过6 mg。如果疗效不显著，咨询医师。操作步骤如下： 1. 取下保护盖，充分振摇，使其混匀	对本品及其他肾上腺素受体激动剂过敏者禁用	1. 未经控制的甲亢和糖尿病患者须慎用 2. 不可与非选择性β受体阻滞剂合用 3. 本品系塑封的耐压容器，不能破坏阀门，避免阳光直接照射和40℃以上高温 4. 气雾剂塑料完后应定期在温水中清洗，待完全干燥后再将气雾剂铝瓶放入 5. 对肾上腺素受体激动剂敏感者，应从小剂量开始，若使用一般剂量无效时请咨询医师 6. 运动员慎用

（续表）

名 称	适 应 证	用 法 用 量	禁 忌 证	注 意 事 项
硫酸特布他林气雾剂	用于缓解哮喘或COPD（可逆性气道阻塞性疾病）患者的支气管痉挛，及急性哮喘发作，或其他变应原诱发的支气管痉挛	2.将接口端平放入双唇间，通过接口端平静呼气 3.在吸气开始的同时，按压气雾剂顶部使之喷药，经口缓慢和深深吸入 4.尽可能长地屏住呼吸，最好10 s，然后再呼气		
硫酸沙丁胺醇气雾剂		本品只能经口腔吸入使用，对吸气与吸药同步进行有困难的患者可借助储雾器 1.成人：缓解哮喘急性症状，包括支气管痉挛；以1揿100 μg作为最小起始剂量，如有必要可增至2揿 2.老年人用药：老年患者的起始用药剂量应低于推荐的成年患者用量。如果没有达到	对本品中任何成分有过敏史者禁用	1.长期使用可能引起心肌损害，应密切监护接受大剂量沙丁胺醇或其他拟交感神经药物的患者和高血压、甲亢、心功能不全或糖尿病的患者 2.甲状腺毒症患者慎用 3.过量使用将诱发耐受状态并导致低氧血症的恶化 4.经肠道外或雾化给药时可能引起别严重的低钾血症。严重的急性哮喘患者需特别注意，因为同时服用黄嘌呤衍生物类固醇激素、利尿剂以及缺氧会增加低钾血症出现的可能，上述情况下，建议对患者的血钾水平进行监测

名　称	适 应 证	用 法 用 量	禁 忌 证	注 意 事 项
硫酸沙丁胺醇气雾剂		充分的支气管扩张作用应逐渐增加剂量 3. 儿童：用于缓解哮喘急性发作，包括支气管痉挛或在接触变应原之前及运动前给药的推荐剂量为1撒，如有必要可增至2撒。长期治疗最大剂量为每日给药4次，每次2撒。本品可借助英立吩（Babyhaler）对5岁以下婴、幼儿给药 4. 肝功能损害患者：肝功能的损害可造成原形沙丁胺醇的蓄积 5. 肾功能损害患者：60%～70%吸入药量或经静脉注射的沙丁胺醇经尿液以原形排出。肾功能损害的患者需减少剂量以防止过度或延长药		5. 沙丁胺醇可能诱发低血钾而造成心律不齐 6. 应对患者吸药方式加以指导，确保吸药与吸气同步进行，以使药物最大程度达到肺部 7. 只有在医师的指导下，方可增加用药剂量或用药频率。如果在先前有效的剂量下，症状缓解时间维持不足3 h，建议寻求医师的帮助 8. 运动员慎用

（续表）

名 称	适 应 证	用 法 用 量	禁 忌 证	注 意 事 项
硫酸沙丁胺醇气雾剂		物作用，随需要使用本品，任一24 h内的用药量不得超过8揿。过量的药物会导致不良反应，因此，只有在医师的指导下，才可增加剂量或用药次数		
盐酸氨溴索	适用于痰液黏稠不易咳出者	注射剂 (1)成人及12岁以上儿童：30 mg b.i.d.或t.i.d.；严重病例可增至每次60 mg (2)6～12岁儿童：30 mg b.i.d.或t.i.d. (3)2～6岁儿童：15 mg t.i.d. (4)2岁以下儿童：15 mg b.i.d.	孕妇慎用	应避免与中枢性镇咳药（如右美沙芬等）同时使用，以免稀化的痰液堵塞气道

名　称	适　应　证	用　法　用　量	禁　忌　证	注　意　事　项
乙酰半胱氨酸泡腾片	适用于治疗分泌大量浓稠痰液的COPD、慢性支气管炎、肺气肿等咳嗽有黏痰而不易咳出的患者	每次0.6 g，每日1～2次或遵医嘱。药物应溶于40 ℃的温水后服用。最好在晚上服用	乙酰半胱氨酸过敏者禁用。苯丙酮酸尿症患者禁用	(1) 有哮喘的患者在用药期间应密切观察病情，如有支气管痉挛发生，应立即停止治疗 (2) 不可直接吞服 (3) 胃溃疡或有胃溃疡病史者慎用 (4) 孕妇和哺乳期妇女只有在非常必要时在医师指导下用药 (5) 限制饮食的患者慎用本品 (6) 乙酰半胱氨酸给药（主要在治疗初期）可液化支气管的分泌物并增加分泌物容量。如果患者不能有效咳出痰，应进行体位引流和支气管抽吸
厄多司坦胶囊	适用于急性和慢性支气管炎、痰液黏稠所致呼吸道阻塞	0.3 g p.o. b.i.d.	对本品过敏者禁用	严重肝肾功能不全患者慎用，消化性溃疡患者应在医师指导下服用
茶碱缓释片	适用于哮喘、喘息型支气管炎、阻塞性肺气肿	口服，不可压碎或咀嚼。成人或满12岁以上儿童：起始剂量为0.1～0.2 g，每日2次，早晚各100 mL	对本品过敏的患者、活动性消化性溃疡和未经控制的惊厥性疾病患者	1. 不适用于哮喘持续状态或急性支气管痉挛发作的患者 2. 应定期监测血清茶碱浓度，以保证最大的疗效而不发生血药浓度过高的危险

（续表）

名 称	适 应 证	用 法 用 量	禁 忌 证	注 意 事 项
茶碱缓释片	肺等缓解喘息症状；也可用于心源性肺水肿引起的哮喘	温开水送服。剂量视病情和疗效调整，但日量不超过0.9 g，分2次服用	者禁用	3. 肾功能或肝功能不全的患者，年龄超过55岁特别是男性和伴发慢性肺部疾病的患者，任何原因引起的心力衰竭患者，持续发热患者，使用某些药物的患者及茶碱清除率减低者，在停用合用药物后，血清茶碱浓度的维持，应酌情调整用药剂量或延长用药间隔时间 4. 茶碱制剂可致心律失常和（或）使原有的心律失常恶化；患者心率和（或）节律的任何改变均应进行监测和研究 5. 低氧血症、高血压或有消化性溃疡病史的患者慎用
氨茶碱注射液	适用于支气管哮喘、慢性喘息性支气管炎、慢性阻塞性肺病等缓解喘息症状；也可用于心功	成人常用量：静脉注射，每次0.125～0.25 g，每日0.5～1 g，每次0.125～0.25 g用50%葡萄糖注射液稀释至20～40 mL，注射时间不得短于10 min。静脉滴注，每次0.25～0.5 g每日0.5～	对本品过敏的患者，活动性消化道溃疡和未经控制的惊厥性疾病患者禁用	1. 应定期监测血清茶碱浓度，以保证最大的疗效而不发生血药浓度过高的危险 2. 肾功能或肝功能不全的患者，年龄超过55岁特别是男性和伴发慢性肺部疾病的患者，任何原因引起的心功能不全患者，持续发热患者，使用某些药物的患者及茶碱清除率降低者，血清茶碱浓度的维持需根据时间在显著延长，应酌情调整用药剂量或延长用药间隔时间

（续表）

名　称	适　应　证	用　法　用　量	禁　忌　证	注　意　事　项
氨茶碱注射液	能不全和心源性哮喘	1 g，以5%～10%葡萄糖注射液稀释后缓慢滴注。注射给药，剂量为每日0.5 g。每日1 g 小儿常用量：静脉注射，一次按体重2～4 mg/kg，以5%～10%葡萄糖注射液稀释后缓慢注射		3. 茶碱制剂可致心律失常（或）使原有的心率加重；患者心率和（或）节律的任何改变均应进行监测 4. 高血压或者非活动性消化性溃疡病史的患者慎用

此外,临床药师应当掌握COPD患者常用吸入型支气管舒张剂的药效学特征(表5-6),以协助医师更好地确定治疗方案。

表5-6　COPD患者常用吸入型支气管舒张剂药效学特征

药物	常用剂量(μg)	起效时间(min)	药效维持时间(h)
β₂受体激动剂			
短效			
沙丁胺醇	100～200	数分钟	4～6
特布他林	500	5～15	4～6
长效			
福莫特罗	4.5～9	1～3	12
沙美特罗	25～50	30	12
茚达特罗	150～300	5	24
抗胆碱药			
短效			
异丙托溴铵	40～80	5	6～8
长效			
噻托溴铵	18	5	24

第四节　案例评述

一、临床药学监护要点

(一) 抗感染治疗

1. 适应证的审核　虽然病毒和细菌是导致COPD急性加重的重要原因之一,但急性加重期是否应用抗菌药物仍存在争议。目前,推荐抗感染治疗的指征为① 呼吸困难加重、痰量增加和脓性痰是3个必要症状;② 包括脓性痰在内的2个必要症状;③ 需要有创或无创机械通气治疗。3种临床表现出现2种加重但无痰液变脓或者只有1种临床表现加重的AECOPD,一般不建议应用抗菌药物。如果患者合并肺部感染,则应按照肺部感染治疗。案例三和案例四的两位患者均有咳黄脓痰、呼吸困难症状加重的情况,因此有使用抗菌药物的指征。在临床实践中,药师应当协助医师把握好抗菌药物使用的适应证。

2. 禁忌证的审核　患者入院时,药师应当采集患者入院前抗感染药物的用药史,包括药品名称、用法用量,并仔细询问患者用药前后临床症状的变化,协助医师完成患者入院前抗感染治疗方案有效性评估。同时,特别要询问患者的药物过敏史,有药物过敏史的患者,还应追问药物过敏处置情况,并做相应记录,在治疗药物选择时避免使用。

3. 方案的选择　AECOPD患者的抗菌药物应根据当地细菌耐药情况进行选择。对于反复发生急性加重的患者、严重气流受限和(或)需要机械通气的患者,应做痰液培养,这类患者可能存在革兰氏阴性杆菌感染,并出现抗菌药物耐药。初始抗菌治疗建议根据患者是否存在铜绿假单胞菌感染风险,分为A、B两组,即A组为无铜绿假单胞菌感染风险组,B组为有铜绿假单胞菌感染风险组。如果患者有以下4种情况中的1种,应考虑铜绿假单胞菌感染可能: ① 近期住院史; ② 经常(＞4次/年)或近期(近3个月内)抗菌药物应用史; ③ 病情严重(FEV_1%pred＜30%); ④ 应用OCS(近2周服用泼尼松＞10 mg/d)。对于A组患者,抗菌药物选择主要依据急性加重的严重程度、当地耐药情况、费用和潜在依从性。推荐使用阿莫西林克拉维酸钾,也可以使用左氧氟沙星或莫西沙星。B组患者可选用口服环丙沙星或左氧氟沙星,需要静脉用药时,可选择环丙沙星和(或)有抗铜绿假单胞菌活性的β-内酰胺类,同时可以加用氨基糖苷类药物。案例三和案例四中的患者均有铜绿假单胞菌感染风险,因此治疗方案中均有覆盖。

10%～20%的AECOPD患者可能对初始经验治疗反应不佳,临床药师协助医师判断治疗失败的原因,需要考虑到以下因素: ① 初始经验治疗没有覆盖引起感染病原微生物,如铜绿假单胞菌、金黄色葡萄球菌(包括MRSA)、不动杆菌和其他非发酵菌。② 长期使用糖皮质激素的患者可能发生真菌感染。③ 引起感染的细菌可能为高度耐药的肺炎链球菌。④ 进行有创机械通气治疗的患者并发院内感染。同时,还要除外其他肺感染因素,如肺栓塞、心力衰竭等。通常应采取的处理措施包括: ① 寻找治疗无效的非感染因素; ② 重新评估可能的病原体; ③ 更换抗菌药物,使之能覆盖铜绿假单胞菌、耐药肺炎链球菌和非发酵菌,或根据微生物学检测结果对新的抗菌药物治疗方案进行调整。案例三和案例四中患者初始治疗失败可能的原因与方案没有覆盖铜绿假单胞菌有关。

4. 剂量和给药途径的确定 药物治疗途径(口服或静脉给药)取决于患者的进食能力和抗菌药物的药代动力学特征,最好予以口服治疗。给药剂量参照说明书和相关感染治疗指南推荐。

5. 给药疗程的确定　呼吸困难改善和脓痰减少提示治疗有效。抗菌药物的推荐治疗疗程为 5～10 d，特殊情况可以适当延长抗菌药物应用时间。

（二）对因及对症治疗

1. 止咳祛痰治疗　COPD 患者止咳化痰治疗要根据咳嗽性质和咳嗽的不同程度，正确选用止咳祛痰药。① 轻度干咳、痰量少的患者，可用复方甘草合剂等止咳药物。② 剧烈干咳、咳嗽频繁、夜间加重甚至影响睡眠的患者，可选用中枢镇咳药。药师应提醒医师，现在含可待因的复方口服液体制剂按第二类精神药品管理，使用时需使用"精二"处方。③ 咳嗽伴黏痰，痰液不易咳出，且痰量多的患者，应考虑选用祛痰药，慎用镇咳药。

目前，临床常用的止咳祛痰多为复方制剂，在患者用药前药师应仔细询问患者的药物过敏史，对止咳祛痰药中任何一种成分有过敏史的患者，应禁用该药物。还应根据患者的特点选用药物，如机动车驾驶员、机械操作及高空作业的患者应避免使用含有马来酸氯苯那敏的复方止咳祛痰药物；肝肾功能不全的患者禁用氯化铵；有胃炎或者胃溃疡病史的患者，慎用盐酸溴己新等。

止咳祛痰药有口服、吸入和静脉给药等多种给药途径。一般来讲，口服药物吸收慢，起效慢，但使用和携带方便，适用于病情相对较轻的门诊患者。静脉给药能迅速达到血药峰浓度（C_{max}），起效快，是危重患者或者不能口服给药患者的首选。雾化吸入有超声雾化和射流雾化等不同给药方法，属于局部给药，有局部（主要是气道和肺泡）药物浓度高、用药总剂量小、起效快和副作用轻的特点。药师需要在临床实践中协助医师选择恰当的给药方法。

2. 解痉平喘治疗　COPD 解痉平喘治疗药物有 β_2 受体激动剂、抗胆碱药物、激素和茶碱类药物。对于有症状的稳定期患者，除外仅有偶发性呼吸困难的患者，首选 LABA 和 LAMA。患者可以从长效支气管舒张剂单药治疗或两种长效支气管舒张剂联合治疗开始。对于接受一种支气管舒张剂治疗后仍有持续性呼吸困难的患者,应当升级为两药联合方案。同时,2017版GOLD倡议不推荐ICS长期单药治疗,不建议长期ICS治疗。对于接受长效支气管舒张剂治疗后仍有急性加重病史的患者,可以考虑使用LABA与ICS长期联合治疗。急性加重期患者建议用雾化吸入SABA联合或不联合SAMA作为起始支气管舒张剂治疗方案。全身应用糖皮质激素能够改善肺功能、氧合和缩短康复时间及住院时间,但治疗时间不应超过5~7 d。

此外,临床药师应当根据患者的特点帮助医师选择合适的吸入装置,并提供指导和示范正确的吸入技术,确保患者正确掌握吸入装置的使用技术,在患者复诊时再次确认其使用方法是否正确,需要时可对患者的吸入技术做周期性训练。

二、常见用药错误归纳与要点

(一)治疗方案不规范

评估药物治疗方案合理性时,需要考虑包括药物的选择和联合、剂型、剂量、给药途径、间隔时间、疗程等在内的药物治疗的各个方面。

COPD稳定期患者应当根据综合评估结果选择药物,评估分级不当或者随意决定治疗级别,会导致药物选择和药物联合使用方面的不合理现象。支气管舒张剂是治疗COPD的主要治疗措施。短期按需应用可缓解症状,长期规则应用可预防和减轻症状,增加运动耐力。与口服药物相比,吸入剂的不良反应小,因此药物选择以吸入剂为首选,而不是口服。同时,根据疾病不同状态和患者的个人情况,选择雾化吸入器、定量吸入器、准纳器等不同的吸入装置,而不是一概而论。在治疗AECOPD时,全身糖皮质激素用药时间控制在5~7 d,最多不超过14 d。有抗感染治疗指征的患者,应根据患者对治疗的反应确定用药疗程,疗程不足和疗程过长都不合理。

(二)药物相互作用未重视

COPD及其伴发症和并发症的治疗通常需要多种药物联合

使用,这就可能存在药物相互作用,导致药物血药浓度的升高或降低,引起药效的降低或不良反应的增加甚至出现毒性反应。茶碱由肝脏P450酶系CYP3A4、CYP1A2代谢,而奥美拉唑是CYP3A4、CYP1A2等的抑制剂,两者合用可使茶碱血药浓度升高,可增加其不良反应甚至引起茶碱中毒。同样,西咪替丁、左氧氟沙星、环丙沙星等喹诺酮类、红霉素等大环内酯类、克林霉素类抗菌药物及华法林都会抑制细胞色素P450酶介导的茶碱代谢,导致茶碱的清除率降低,血药浓度升高,药效和毒性增加,引起恶心、呕吐、激动、失眠、谵妄、心动过速、心律失常、发热、惊厥、昏迷等甚至呼吸、心脏停搏而死亡。

COPD治疗药物中有许多复方制剂,如果不注意复方制剂的组方,就会造成药物的重复叠加使用。复方甲氧那明和茶碱缓释片中均含有茶碱成分,合用可导致过量而出现胃肠道反应及心脏毒性,而复方甲氧那明还含有β受体激动剂甲氧那明,与丙卡特罗联合应用,容易导致心律失常等不良反应。

（三）未重视患者特殊情况用药

COPD患者多为老年人,常伴有其他疾病需要药物治疗。因此,忽略患者并发症,无差别选择COPD治疗药物是不合理的,针对不同人群选用药应有差别,详见表5-7。

表5-7　COPD治疗药物选择需关注的患者特殊状态

药物名称	患者特殊状态
β₂受体激动剂	甲亢、高血压、糖尿病、心脏病、孕妇
抗胆碱药物	青光眼、前列腺增生、妊娠早期
磷酸二酯酶抑制剂	甲亢、高血压、消化性溃疡、肝肾疾病、心脏病、酒精中毒

除了患者的特殊病理生理状态之外,在选择用药时还要考虑患者的职业、依从性、社会经济地位等。

第五节　规范化药学监护路径

目前，没有权威的共识或者指南就COPD患者的规范化药学监护路径给出建议和指导，临床药师需要在工作实践中摸索和累积经验，在患者治疗过程中发挥药学专业特长，让患者获得最恰当治疗的同时，减少治疗风险、降低治疗成本，使药物治疗遵循安全、有效、经济的合理用药原则。药学监护应当保证患者在治疗过程中获得疾病和治疗药物相关的知识讲解，能够按时、正确地使用各种不同的药物，能够获得对治疗效果及各种可能不良反应的适当监护，能够根据治疗反应及时调整和完善治疗方案和治疗计划，最终达到预计治疗目标。

对于住院治疗的AECOPD患者，药学监护路径可参考表5-8。表格中各项内容可以根据临床实际情况增减。

表5-8　AECOPD住院患者药学监护路径

患者姓名：＿＿＿＿＿　性别：＿＿＿＿＿　年龄：＿＿＿＿＿

门诊号：＿＿＿＿＿　住院号：＿＿＿＿＿

住院日期：＿＿＿年＿＿＿月＿＿＿日

出院日期：＿＿＿年＿＿＿月＿＿＿日

时间	住院第1天	住院第2天	住院第3天	住院第4～＿＿天	出院日
主要诊疗工作	□ 药学问诊 □ 用药重整 □ 正确使用吸入装置教育	□ 药学评估 □ 药历书写	□ 治疗方案分析 □ 完善药学评估 □ 制订监护计划 □ 用药宣教	□ 医嘱审核 □ 疗效评价 □ 不良反应监测 □ 用药注意事项	□ 药学查房 □ 完成药历书写 □ 出院用药教育

时间	住院第1天	住院第2天	住院第3天	住院第4~＿天	出院日
重点监护内容	□ 患者信息 □ 既往病史评估 □ 药物适应证、禁忌证评估 □ 药物相互作用审查 □ 其他药物治疗相关问题	□ 病情评估 □ 抗感染药物治疗方案合理性评估 □ 支气管扩张剂治疗方案评估 □ 激素治疗方案评估 □ 其他治疗方案评估 □ 药物相互作用评估 □ 用药依从性评估 □ 药物不良反应监测 **治疗风险和矛盾** □ 肝肾功能 □ 出血、凝血风险 □ 心功能 □ 过敏体质 □ 胃肠功能 □ 其他	□ 病情评估 □ 药物不良反应监测	**病情观察** □ 参加医师查房，注意病情变化 □ 药学独立查房，观察患者药物反应，检查药物治疗相关问题 □ 查看检查、检验报告指标变化 □ 检查患者服药情况 □ 药师记录 □ 抗感染药物治疗方案有效性评估 **监测指标** □ 症状 □ 监测体温、血压、心率等 □ 血常规、尿常规、便常规、粪隐血 □ CRP、ESR □ 血气分析 □ 肝肾功能 □ 电解质 □ 心电图	**治疗评估** □ 不良反应 □ 支持治疗 □ 并发症 □ 既往疾病 **出院教育** □ 戒烟 □ 正确用药 □ 患者自我管理 □ 康复锻炼 □ 定期门诊随访 □ 并发症相关专科治疗
病情变异记录	□ 无 □ 有，原因： 1. 2.	□ 无 □ 有，原因： 1. 2.	□ 无 □ 有，原因： 1. 2.	□ 无 □ 有，原因： 1. 2.	□ 无 □ 有，原因： 1. 2.
药师签名					

金知萍

第六章

肺真菌病

第一节　疾病基础知识

肺真菌病（pulmonary fungal infection）是由真菌感染引起的支气管-肺部疾病，即真菌对支气管和肺部侵犯，引起气道黏膜炎症、肺部多发片状影、肺部空洞和肺部炎症性肉芽肿等病灶，严重者引起坏死性肺炎甚至可以血行扩散到其他组织或器官。肺真菌病是临床上较常见的疾病，也是呼吸系统常见疾病之一。常见的致病菌为曲霉菌和隐球菌。

【病因和发病机制】

1. **病因**　肺真菌病是真菌主要通过损害支气管而引发的肺部感染性疾病。真菌分为致病性真菌和条件致病性真菌，临床上引起的侵袭性肺真菌病（invasive pulmonary fungal infection, IPFI）的真菌通常为条件致病菌，如曲霉菌、隐球菌、白念珠菌等。肺部真菌主要有两种侵入途径：① 真菌孢子等的吸入，如曲霉菌、隐球菌等；② 人体其他部位真菌感染通过血液或淋巴循环到肺部，如念珠菌、放线菌等。而长期使用抗生素、免疫力低下（器官移植、放化疗、艾滋病等患者）、长期使用激素、有创操作（有创通气、留置尿管等）、人群老年化、具有基础疾病是肺真菌病的主要危险因素。

2. **发病机制**　肺真菌病是机体与真菌相互作用的结果，取决于机体的免疫力、真菌的致病性和环境条件对机体与真菌的影响。肺真菌病的机制主要有：① 聚集性生长，形成团块阻塞支气管，导致继发感染。② 通过产生内毒素样的活性物质，破坏肺部组织细胞。③ 产生菌体抗原和代谢产物,引起机体过敏反应。例如,过敏性支气管肺曲霉病是真菌的孢子作为一种变应原被吸入而导致机体致敏,致敏机体再次吸入真菌时,可引起表现为哮喘样症状的过敏性肺泡炎。④ 产生真菌毒素,引起中毒症状,真菌的毒力、数量和侵入途径是真菌致病性的关键因素。真菌细胞壁中的酶亦参与真菌的感染,如新型隐球菌的多糖荚膜可抵抗吞噬细胞的吞噬,曲霉菌易侵犯人的呼吸道等。

【诊断要点】

肺真菌病在临床上比较常见,因检测技术不能适应临床需求、组织病理学检查采样困难、培养无菌生长并不能排除真菌感染的可能等多重因素导致确诊困难。临床诊断分为确诊、临床诊断及拟诊。

1. 宿主因素

(1)持续 10 d 以上的 NEUT 减少,且 NEUT $< 0.5 \times 10^9$/L。

(2)体温高于 38℃或低于 36℃,并伴有以下情况之一: ① 60 d 内出现至少 10 d 以上 NEUT 减少; ② 30 d 内有免疫抑制剂治疗史; ③ 有真菌感染病史; ④ 患有艾滋病; ⑤ 有移植物抗宿主病的症状; ⑥ 持续使用激素 3 周以上; ⑦ 有慢性基础疾病或有创操作等。

2. 临床表现

(1)侵袭性肺曲霉菌感染的胸部 X 线和 CT 影像学特征为早期出现胸膜下密度增高的结节实变影,数天后病灶周围可出现"晕轮征",10~15 d 后肺实变区液化、坏死,出现空腔阴影或"新月征"。

(2)肺孢子菌肺炎的胸部 CT 影像学特征为两肺出现毛玻璃样肺间质病变征象,伴有低氧血症。次要特征: ① 肺部感染的症状和体征; ② 影像学出现新的肺部浸润影; ③ 持续发热 96 h,经积极抗菌治疗无效(表 6-1)。

表6-1 肺真菌病的临床学特征(胸部X线和CT影像学特征)

病 原 菌	主 要 特 征	次 要 特 征
曲霉菌感染	(1)早期出现胸膜下密度增高的结节实变影 (2)数天后病灶周围可出现"晕轮征" (3)10～15 d后肺实变区液化、坏死,出现空腔阴影或"新月征"	(1)肺部感染的症状和体征 (2)影像学出现新的肺部浸润影 (3)持续发热96 h,经积极的抗菌治疗无效
孢子菌肺炎	两肺出现毛玻璃样间质病变征象,伴有低氧血症	
隐球菌感染	(1)包括单个或多个结节或肿块影,大小2～10 cm,常伴有界线模糊的实变影和弥漫性网状阴影 (2)约10%的结节内可见空洞 (3)有时可见弥漫性病变,包括粟粒样阴影,免疫功能低下的患者可见肿大淋巴结和空洞阴影	

3. 微生物学检查

(1)合格痰液经直接镜检发现菌丝,真菌培养2次阳性(包括曲霉菌属、镰刀菌属、接合菌)。

(2)支气管肺泡灌洗液经直接镜检发现菌丝,真菌培养阳性。

(3)合格痰液或支气管肺泡灌洗液直接镜检或培养新生隐球菌阳性。

(4)支气管肺泡灌洗液或痰液中发现肺孢子菌包囊、滋养体或囊内小体。

(5)血液标本曲霉菌半乳甘露聚糖抗原试验(GM试验)检测连续2次阳性。

(6)血液标本真菌细胞壁成分G–(1,3)–β–D葡聚糖抗原(G

试验)连续2次阳性。

（7）血液、胸腔积液标本隐球菌抗原阳性。

4. 组织病理学检查　肺组织标本、胸腔积液和血液培养结果为阳性。

（1）霉菌：肺组织标本检出菌丝或球形体，伴相应的肺组织损害。肺组织标本、胸腔积液或血液霉菌培养阳性。

（2）酵母菌：肺组织标本检出酵母菌和（或）假菌丝。肺组织标本、胸腔积液或血液酵母菌培养阳性，或经镜检发现隐球菌。

（3）肺孢子菌：肺组织标本、痰液或支气管肺泡灌洗液中发现肺孢子菌包囊，滋养体或囊内小体。

5. 诊断

（1）确诊：1项宿主因素＋1项临床表现＋1项微生物学检查＋组织病理学检查依据，组织病理学检查是诊断侵袭性真菌感染的金标准。

（2）临床诊断：1项宿主因素＋1项临床表现＋1项微生物学检查。

（3）拟诊：1项宿主因素＋1项临床表现。

【治疗】

1. 治疗原则　真菌感染采用分层诊断，分级治疗（图6-1）。

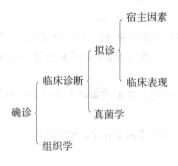

图6-1　诊断分级

2.治疗方法

（1）病原学治疗：即病因治疗，根据真菌的种类选择抗菌药物。抗菌药物的选择需考虑药物的抗菌谱、真菌的种类、药理学特征、患者状况等多重因素。

（2）抢先治疗：需要连续监测患者的胸部CT、病原学检测，根据检查到的真菌种类选择抗菌药物。

（3）经验性治疗：根据抗菌谱、安全性、耐药率及效价比等多种因素选择抗菌药物。

（4）预防性治疗：根据患者具体情况，选择合适的抗菌药物。

第二节 经典案例

案例一

一、案例回顾

【主诉】

咳嗽、发热伴淋巴结肿大1月余。

【现病史】

患者 男,69岁。1个多月前无明显诱因反复出现发热,体温波动在38~38.5℃,发热前无明显畏寒、寒战。伴咳嗽、咳白色泡沫痰,量较多。夜间盗汗,两侧颈部淋巴结肿大伴触痛,无咯血、胸痛、气急等不适。当地医院给予静脉滴注头孢类等药物治疗1个月,效果不佳。患者有糖尿病史10余年,目前用精蛋白锌重组人胰岛素混合注射液(精蛋白锌重组人胰岛素注射液30 R:早14 U/晚12 U, i.h.)及阿卡波糖片(50 mg p.o. t.i.d.)降糖治疗,血糖控制不佳,波动较大。自起病以来患者神清,精神尚可,食纳、睡眠欠佳,二便如常,体重减轻5 kg。遂至我院就诊,以"淋巴结肿大待查"收入病房。

【既往史】

无。

【社会史、家族史、过敏史】

否认社会史、家族史、过敏史。

【体格检查】

T: 36.8℃; P: 102次/min; R: 20次/min; BP: 122/73 mmHg。

右锁骨上可扪及 2 cm×2 cm 肿块,质韧,较固定。胸廓无畸形,双肺叩诊清音,听诊呼吸音清。

【实验室检查及其他辅助检查】

1. 实验室检查

(1)血常规:WBC $11.09×10^9$/L,NEUT% 72.8%,CRP＞90 mg/L,PCT 1.12 ng/mL,ALB 28 g/L,pro-BNP 1544 pg/mL,ALT 154 U/L。

(2)痰培养:马尔尼菲青霉菌(＋)。

(3)淋巴结穿刺病理:穿刺组织内见较多组织细胞及 NEUT,组织细胞内见较多 PAS 染色阳性空泡样物,考虑真菌感染,倾向马尔尼菲青霉菌感染。

2. 其他辅助检查

(1)胸部 X 线:两肺渗出伴两侧少量胸腔积液,心影增大。

(2)心脏彩超:心包腔内中等量至大量积液。

【诊断】

马尔尼菲青霉病。

【用药记录】

1. 抗真菌 伊曲康唑注射液:前48 h给予负荷剂量,200 mg iv.gtt q12 h.(d5-6);随后给予 200 mg iv.gtt q.d.维持治疗(d7-18);伊曲康唑胶囊200 mg p.o. b.i.d.(d19)。

2. 抗炎 注射用甲泼尼龙琥珀酸钠 40 mg i.v. q.d.(d1-2)。

【药师记录】

入院第1天:患者有贫血、发热、多发淋巴结肿大、心力衰竭等全身症状,予注射用甲泼尼龙琥珀酸钠抗炎。

入院第5天:患者痰培养示马尔尼菲青霉菌(＋);淋巴结穿刺病理示穿刺组织内见较多组织细胞及 NEUT,组织细胞内见较多 PAS 染色阳性空泡样物。予伊曲康唑注射液治疗。

入院第19天:昨日医师将伊曲康唑注射液改为伊曲康唑胶囊(200 mg p.o. b.i.d.)。临床药师认为此治疗药物调整欠合理,患者虽然咳嗽、发热等症状及炎症指标(WBC、NEUT%、CRP、ESR)

已有所好转,但仍存在贫血(Hb 104 g/L)、低蛋白(ALB 31 g/L)、多处淋巴结肿大和心功能不全(pro-BNP 292.7 pg/mL 及心包积液),讨论后继续使用伊曲康唑注射液(200 mg iv.gtt q.d.)控制病情。

入院第25天:患者病情稳定,实验室检查ESR、CRP、肝肾功能等亦正常,予出院。

二、案例分析

【抗感染治疗】

患者为老年男性,因"咳嗽、发热伴淋巴结肿大1月余"入院,根据淋巴结穿刺的病理结果确诊为马尔尼菲青霉病。患者病情严重,感染累及心脏,全身炎症反应强烈。确诊后立即给予伊曲康唑注射液抗真菌治疗,但在治疗的第19天,医师拟将伊曲康唑注射液改为伊曲康唑胶囊序贯治疗,讨论后继续使用伊曲康唑注射液治疗。

临床药师观点:伊曲康唑为弱碱性(pKa值为3.7),难溶于水,在胃肠道中的溶解速率小,故其口服其胶囊制剂生物利用度低,仅为 55%。而伊曲康唑口服液中伊曲康唑盐通过与羟丙基-β-环糊精的非共价结合增加了水溶性,其生物利用度和稳态血药浓度分别比口服胶囊高30%～37%和23%～31%。且有研究显示,伊曲康唑注射液满疗程后使用伊曲康唑口服液序贯治疗可获得良好效果。考虑到患者此时的病情尚不稳定且伊曲康唑胶囊的生物利用度低,其血药浓度达不到有效抗菌浓度,建议继续使用伊曲康唑注射液控制病情,待患者病情稳定后可考虑给予生物利用度较高的伊曲康唑口服液序贯治疗。临床医师采纳临床药师的意见,继续给予伊曲康唑注射液治疗,1周后患者病情相对稳定,予以出院。3周后患者门诊随访,病情进一步好转,且无药物不良反应发生。

【抗炎】

患者胸部X线示两肺渗出伴两侧少量胸腔积液,心影增大;

心脏彩超示心包腔内中等量至大量积液。予注射用甲泼尼龙琥珀酸钠抗炎治疗。

临床药师观点：甲泼尼龙为糖皮质激素，具有抗炎作用，患者胸腔积液并有发热，可以加快胸腔积液吸收，减少胸膜粘连。

三、药学监护要点

（1）伊曲康唑注射液使用需监测肝肾功能，心力衰竭指标，当发生神经系统症状时应终止治疗。

（2）注射用甲泼尼龙琥珀酸钠无论用静脉注射还是静脉滴注均应尽可能将注射用甲泼尼龙琥珀酸钠与其他药物分开给药，不良反应可见体液与电解质紊乱、肌肉骨骼系统损害、胃肠道功能紊乱、皮肤病、神经系统疾病、内分泌系统紊乱、眼部疾病、免疫系统损害等，用药时应注意监测。

案例二

一、案例回顾

【主诉】

反复发热、咳嗽、咳痰2月余，加重10 d。

【现病史】

患者，女，63岁。156 cm，56 kg，2个月前无明显诱因出现反复咳嗽、咳痰，咳白色黏痰，量少，不伴发热寒战，不伴流涕，遂于当地医院就诊，予左氧氟沙星注射液、注射用头孢噻肟治疗后未见明显好转，咳嗽、咳痰症状加重，咳白色黏痰，伴咯血，约20 mL，遂于我院门诊就诊，行相关检查CT提示① 右上肺斑块影，伴空洞；② 右肺中叶外侧胸膜下结节，考感染性结节，不除外肺真菌感染可能；③ 纵隔内多发淋巴结。为进一步治疗收住我院。

【既往史】

既往有肺栓塞病史，常规服用华法林钠片抗凝治疗。

【社会史、家族史、过敏史】

否认社会史、家族史、过敏史。

【体格检查】

T: 37.0℃; HR: 79次/min; R: 18次/min; BP: 115/76 mmHg。

双下肢轻度水肿,双肺叩诊清音,听诊双肺呼吸音粗,可闻及少许湿啰音,未闻及胸膜摩擦音。

【实验室检查及其他辅助检查】

1. 实验室检查

(1)血常规: WBC 7.12×10^9/L, NEUT% 66.60%。

(2)PCT: 0.058 ng/mL。

(3)凝血常规: 凝血酶原时间 18.50 s, INR 1.6。

(4)GM试验: 阳性。

(5)痰真菌涂片: 真菌孢子及菌丝。

(6)pro-BNP: 402.00 pg/mL。

2. 其他辅助检查

(1)胸部增强CT: 右肺动脉根部及右肺上动脉部分栓塞。支气管炎伴黏液嵌塞,部分支气管扩张,并继发感染。双肺间质增粗,心影稍大,主动脉硬化。

(2)心脏超声: ① 右心增大伴重度肺动脉高压; ② 主动脉瓣钙化; ③ 极少量心包积液。

(3)心电图: 窦性心律,心电轴右偏,T波倒置。

【诊断】

(1)社区获得性肺炎。

(2)肺真菌病。

(3)右肺中叶肺部阴影。

(4)肺栓塞。

【用药记录】

1. 抗感染 左氧氟沙星注射液0.5 g iv.gtt q.d.(d1-10); 注射用伏立康唑(首日400 mg, 维持200 mg) + 0.9%氯化钠注射液100 mL iv.gtt q12h.(d1-10); 伏立康唑片200 mg p.o. b.i.d.(d11); 哌拉西林钠他唑巴坦钠(4:1)注射液4.5 g q8h. iv.gtt(d11-14); 伊

曲康唑胶囊200 mg p.o. b.i.d. (d12-20)。

2. **平喘化痰** 复方甲氧那明胶囊1粒 p.o. t.i.d. (d1-20); 厄多司坦胶囊 0.3 g p.o. b.i.d. (d1-20); 注射用多索茶碱 0.1 g iv.gtt q.d. (d1-3)。

3. **抗凝** 华法林钠片 3 mg p.o. q.d. (d1-20)。

4. **抗心力衰竭** 呋塞米片 20 mg p.o. q.d. (d1-20); 螺内酯片 20 mg p.o. q.d. (d1-20); 单硝酸异山梨酯缓释片 40 mg p.o. q.d. (d1-20)。

【药师记录】

入院第1天: 根据患者临床表现、实验室及影像学检查, 诊断为社区获得性肺炎, 可能肺真菌病, 予左氧氟沙星注射液覆盖社区获得性肺炎常见病原体, 注射用伏立康唑抗真菌治疗。患者有肺栓塞病史及心脏超声检查提示右心增大伴重度肺动脉高压, 予华法林钠片抗凝治疗。患者BNP指标较高, 心电图: ① 窦性心律; ② 心电轴右偏; ③ T波倒置。予呋塞米片、螺内酯片、单硝酸异山梨酯缓释片对症治疗。注射用多索茶碱、厄多司坦胶囊、复方甲氧那明胶囊平喘化痰。

入院第2天: 痰涂片找到真菌孢子及菌丝, 继续抗真菌治疗。

入院第4天: 患者喘息症状改善, 停用平喘药注射用多索茶碱。

入院第11天: 患者在服用伏立康唑片后出现发热, 伴腹部肌肉痉挛性疼痛, 体温37.8℃, 停用左氧氟沙星注射液, 换用哌拉西林钠他唑巴坦钠 (4:1) 注射液。

入院第12天: 患者腹部肌肉痉挛症状消失, 体温降低。将抗真菌药物调整为伊曲康唑胶囊200 mg p.o. b.i.d.。

入院第20天: 患者一般情况可, 无咳嗽及咳痰, 未诉特殊不适, 予出院。

二、案例分析

【抗感染治疗】

患者为老年女性, 2个月前无明显诱因出现反复咳嗽、咳痰, 咳白色黏痰, 量少, 曾于当地医院抗感染等治疗后未见明显好转, 咳嗽、咳痰症状加重, 咳白色黏痰, 伴咯血, 约20 mL, 遂于我院门诊就诊,行CT检查提示① 右上肺斑块影,伴空洞;② 右肺中叶外侧胸膜下结节,考虑感染性结节,不除外真菌感染可能;③ 纵隔内多发淋巴结。考虑社区获得性肺炎,不除外真菌感染可能。根据《中国成人社区获得性肺炎诊断和治疗指南(2016年版)》,常见病原体为肺炎链球菌、肺炎支原体,还有流感嗜血杆菌、肺炎衣原体、肺炎克雷伯菌及金黄色葡萄球菌,初始经验性抗感染药物可选择青霉素类/酶抑制剂复合物,第三代头孢菌素类或其酶抑制剂复合物、头霉素类、氧头孢烯类、厄他培南等青霉烯类,单用或联用大环内酯类、呼吸喹诺酮类。患者使用左氧氟沙星注射液治疗,当不能得到病原学诊断依据时,可作为经验用药。但患者近期使用过抗菌药物,需警惕耐药菌的风险。根据患者影像提示真菌感染不能排除,予注射用伏立康唑治疗,伏立康唑为广谱三唑类抗真菌药,对侵袭性曲霉菌、隐球菌等引起的感染效果较好。

临床药师观点:对于有住院病史,90 d内使用过抗菌药物的患者需警惕耐药菌的风险,根据药敏试验调整抗菌药物。患者根据影像学及涂片检查有肺真菌感染的可能,疗程较长。患者将注射用伏立康唑换成伏立康唑片剂序贯治疗后,出现了低热伴腹部肌肉痉挛性疼痛。临床药师分析,患者使用注射用伏立康唑并未发生过敏反应,而使用片剂却出现疑似过敏,患者可能对伏立康唑片中的某种辅料发生了过敏反应。伏立康唑片(生产企业:辉瑞制药有限公司)中的辅料主要为乳糖、预胶化淀粉、交联羧甲基钠、聚维酮、硬脂酸镁和含羟丙基甲基纤维素、二氧化钛、乳糖和三醋酸甘油酯的薄膜衣层,而注射用伏立康唑(生产企业:辉瑞制药有限公司)是一种白色的冻干粉末,其中的辅料成分主要为磺丁基醚 β-环糊精钠。两者辅料完全不同。虽然辅料是惰性的,相对安全,但目前临床上也不乏发生由辅料引起过敏反应的报道,该患者也很可能对片剂中的某种辅料过敏。

【抗凝治疗】

患者确诊为肺栓塞,给予抗凝、溶栓治疗后好转,后常规服用华法林钠片抗凝治疗。到我院门诊就诊，pro-BNP 402 pg/mL，凝血常规提示 INR 1.6，凝血酶原时间 18.5 s，根据《华法林抗凝治疗的中国专家共识》，应根据 INR 调整剂量，患者采用 3 mg p.o. q.d. 的维持量，注意监测 INR 值。

临床药师观点：患者入院咳嗽、咳痰伴咯血，同时有肺栓塞病史，存在治疗矛盾，密切观察患者有无出血表现，必要时停用华法林钠片。伏立康唑和华法林之间存在相互作用，伏立康唑可增强华法林延长凝血酶原时间，注意监测，必要时停用。

【抗心力衰竭治疗】

患者双下肢轻度水肿，心电图：① 窦性心律；② 心电轴右偏；③ T 波倒置。实验室检查 pro-BNP 300 pg/mL。患者有慢性心力衰竭可能，根据《中国心力衰竭诊断和治疗指南 2014》，可改善预后的药物有 ACEI 或血管紧张素受体拮抗剂（ARB）、β 受体阻滞剂、醛固酮拮抗剂，可改善症状的药物有利尿剂和地高辛。对于轻至中度水肿，尤其住院并可密切观察的心力衰竭患者，ACEI 和（或）β 受体阻滞剂可以与利尿剂同时使用。患者使用呋塞米片、螺内酯片、单硝酸异山梨酯缓释片抗心力衰竭。

临床药师观点：关于利尿剂呋塞米片和螺内酯片的应用观点不一，有文献研究发现 20 mg 小剂量呋塞米对于轻中度心力衰竭患者利尿效果较好，无须增加剂量，长期应用安全有效。醛固酮的直接受体阻滞剂螺内酯在减少心力衰竭患者醛固酮水平方面发挥较好的效果。两药合用对心力衰竭可能伴发的室间传导阻滞、室内传导延迟等均有较好的效果。单硝酸异山梨酯可扩张血管，抑制心肌生长及血管平滑肌，还能有效抑制 PLT 的聚集，可避免血管壁、心肌重构的发生。有研究表明，单硝酸异山梨酯与利尿剂的联合，对心力衰竭患者症状的治疗更为有效。

三、药学监护要点

（1）监测患者体温、呼吸、心率、肺部呼吸音等体征及时评估抗菌药物的疗效和不良反应，如观察抗菌药物应用 3 d 后，相关的临床表现无改善或改善不明显,患者使用药物后有无过敏、恶心呕吐、头痛、四肢麻木等不良反应,以便做出相应的调整。使用左氧氟沙星期间可能出现恶心、呕吐、腹部不适等胃肠道症状,失眠、头晕、头痛等神经系统症状,皮疹、瘙痒、红斑及注射部位发红、瘙痒或静脉炎等症状;亦可出现一过性肝功能异常,如血转氨酶升高、血清TBIL增加等,用药时应注意监测肝功能。在使用哌拉西林钠他唑巴坦钠前,应详细询问患者对青霉素类药物、头孢菌素类药物、β-内酰胺酶抑制剂有无过敏史。治疗中,若发生过敏反应,应立即停药,并给予适当处理,包括吸氧、静脉应用糖皮质激素等。治疗期间,若患者出现腹泻症状,应考虑是否有假膜性小肠结肠炎发生。因患者同时使用利尿剂治疗,要警惕发生低血钾的可能。应用伏立康唑时可出现神经功能障碍、视觉障碍、肝功能异常、肾功能障碍等不良反应,注意观察。

(2) 使用厄多司坦偶有较轻微的头痛和胃肠道反应,如恶心、呕吐、上腹隐痛等症状;复方甲氧那明不要与其他镇咳药、抗感冒药、抗组胺药、镇静药联合使用,服药后若出现皮疹、皮肤发红等症状,应停用。茶碱类药物个体差异较大,多索茶碱剂量亦要视个体病情变化选择最佳剂量和用药方法,建议不要同时饮用含咖啡因的饮料或进食含咖啡咽的食品。

(3) 注意监测肝肾功能、贫血和凝血功能。注意华法林过量易致各种出血,早期表现有瘀斑、紫癜、牙龈出血、鼻出血、伤口出血经久不愈,出血可发生在任何部位,特别是尿道和消化道。治疗期间应严密观察病情,并依据凝血酶原时间及INR值调整用量。用药期间应避免过度劳累和易致损伤的活动。

(4) 使用呋塞米与螺内酯时注意监测电解质、胃肠道反应等。单硝酸异山梨酯缓释片应每日清晨服用,服用前片剂应保持完整,用半杯水吞服,不可咀嚼或碾碎服用,常见不良反应为治疗初期可能头疼,持续用药后症状消失。

案例三

一、案例回顾

【主诉】

咳嗽、咳痰1个月伴发热1周。

【现病史】

患者,女,33岁,身高160 cm,体重56 kg。因咳嗽、咳痰1个月伴发热1周入院。患者1个月前无诱因出现咳嗽,咳少量黄脓痰及墨绿色痰,痰不易咳出,无发热、胸痛、咯血等症状,予左氧氟沙星注射液抗感染治疗,2 d后体温恢复正常,继续左氧氟沙星注射液抗感染治疗7 d后咳嗽、咳痰症状改善。1周前患者再次出现咳嗽、咳痰症状,伴发热,最高38℃,外院就诊胸部CT示两肺空洞形成,曲霉菌感染、结核不能排除。外院予左氧氟沙星注射液治疗、伊曲康唑注射液治疗后好转,为进一步诊治收治入院。

【既往史】

患者16岁曾诊断为肺结核,服药后好转。

【社会史、家族史、过敏史】

阿奇霉素过敏史。

【体格检查】

T: 38.2℃; P: 90次/min; R: 18次/min; BP: 128/77 mmHg。

双肺呼吸音清晰,未闻及干、湿啰音。

【实验室检查及其他辅助检查】

1. 实验室检查

入院第1天: WBC 7.12×10^9/L, NEUT% 66.60%; PCT 0.058 ng/mL; IL-6 13.55 pg/mL; ALT 89 U/L, AST 67 U/L。

入院第5天: WBC 7.47×10^9/L, NEUT% 91.00%(↑); ALT 375 U/L(↑), AST 252 U/L(↑)。

入院第9天: WBC 7.05×10^9/L, NEUT% 69.10%; ALT 300 U/L(↑), AST 191 U/L(↑)。

入院第 14 天：WBC 7.02×10^9/L，NEUT% 69.00 %；ALT 248 U/L（↑），AST 185 U/L（↑）。

入院第 19 天：WBC 7.15×10^9/L，NEUT% 69.30%；ALT 75 U/L（↑），AST 52 U/L（↑）。

2. 其他辅助检查

（1）胸部 CT：双上肺空洞形成，考虑肺真菌感染可能。

（2）病理：肺曲霉菌感染。

（3）B 超：轻度脂肪肝。

【诊断】

（1）肺部烟曲霉菌感染。

（2）脂肪肝。

【用药记录】

1. 抗感染　注射用伏立康唑（首日 400 mg，维持 200 mg）+ 0.9%氯化钠注射液 100 mL iv.gtt q12h.（d1-5）；利福平片 0.45 g p.o. q.d.（d1-5）；异烟肼片 0.3 g p.o. q.d.（d1-5）；乙胺丁醇片 0.75 g p.o. q.d.（d1-5）；注射用醋酸卡泊芬净（初始 70 mg，维持 50 mg）+ 0.9%氯化钠注射液 100 mL iv.gtt q.d.（d6-19）。

2. 化痰　盐酸氨溴索注射液 30 mg i.v. b.i.d.（d1-9）。

3. 保肝　注射用还原型谷胱甘肽 600 mg i.v. q.d.（d5-19）；异甘草酸镁注射液 0.1 g + 10%葡萄糖注射液 250 mL iv.gtt q.d.（d5-19）。

【药师记录】

入院第 1 天：根据患者临床表现、实验室及影像学检查，诊断为肺真菌病、结核可能，注射用伏立康唑抗真菌治疗，利福平片、异烟肼片、乙胺丁醇片抗结核治疗，盐酸氨溴索注射液化痰对症治疗。

入院第 3 天：在全麻下行左上肺叶切除术，术中病理证实为曲霉菌感染，术中病灶破溃，术后患者出现发热，体温最高达 38.3℃，午后为甚，继续注射用伏立康唑抗真菌治疗，根据病史，肺结核不能排除。

入院第 5 天：肝功能各指标结果明显异常（ALT 375 U/L，AST 252 U/L），伏立康唑、利福平、异烟肼引起肝损伤的可能性大,停用注射用伏立康唑、利福平片、异烟肼片、乙胺丁醇片,改用注射用醋酸卡泊芬净治疗,同时给予保肝治疗。

入院第9天:患者咳嗽好转,痰液易咳出,停用盐酸氨溴索注射液。肝功能指标下降。

入科第19天:临床症状及相关影像学、实验室指标明显改善,ALT、AST指标继续下降,停用注射用醋酸卡泊芬净。

二、案例分析

【抗感染治疗】

该患者咳嗽、咳痰1个月伴发热1周入院,入院后完善相关检查,考虑肺曲霉菌感染,结核不能排除,入院以注射用伏立康唑、利福平片、异烟肼片治疗,初期肝功能指标略高,未用药处理,继续治疗。入院第3天在全麻下行左上肺叶切除术,术中病理证实为曲霉菌感染,术中病灶破溃,术后患者出现发热,体温最高达38.3℃,午后为甚,继续注射用伏立康唑抗真菌治疗,根据病史,肺结核不能排除。入院第5天查肝功能各指标结果显示明显异常(ALT 375 U/L,AST 252 U/L),停用注射用伏立康唑、利福平片、异烟肼片,改用注射用醋酸卡泊芬净治疗,同时给予保肝治疗。

临床药师观点:伏立康唑临床疗效及不良反应因人而异,这与遗传因素的影响密不可分,主要集中在细胞色素CYP2C19、CYP3A4、CYP2C9三种肝药酶的基因多态性上。肝药酶根据不同基因型可分为快代谢型和慢代谢型。不排除该患者的慢代谢型蓄积而导致的肝损害。另外,CYP各同工酶的抑制剂或诱导剂可以分别增高或降低伏立康唑的血药浓度。有资料报道利福平(600 mg p.o. q.d.)与伏立康唑(200 mg b.i.d.)联用7 d后的稳态,血药峰浓度和给药间期的药时曲线下面积(AUC)分别降低93%和96%,因此禁止伏立康唑与利福平合用。该患者给予注射用伏立康唑治疗后疗效不显著,可能与药物相互作用有关。该患者药物性肝损伤(DILI)严重程度分级属Ⅱ级中度肝损伤,一般而言,患者对卡泊芬净的耐受性较好,轻度肝脏功能不全者无须调整剂量,中等程度的肝功能不全者用药时建议:70 mg 负荷剂量后每日给予 35 mg 的维持剂量。但也有研究报道,肝脏代谢较低而导致的药物蓄积继而引起严重系统损害现象并没有观察到,反而对于 Child–Pugh 评分值为 7～9 分(B)的患者,如果减少剂量可能会导致血药浓度过低而治疗失败。结合患者的具体情况,70 mg 的负荷剂量后给予 50 mg 的维持剂量,密切监护患者的肝功能。治疗 4 d 后,肝功能指标(ALT 300 U/L,AST 191 U/L)明显下降,14 d 后临床症状及相关影像学、实验室指标明显改善,ALT、AST 指标继续下降,停用注射用醋酸卡泊芬净。

【保肝治疗】

还原型谷胱甘肽是近年来肝硬化患者常用的治疗药物,能促进糖、脂肪及蛋白质代谢,维持细胞的正常代谢及细胞膜的完整性,也能与亲电子基、氧自由基等毒性物质结合,具有广泛的抗氧化作用,在急性肝损害、药物性肝病等肝脏疾病的治疗中具有很好的疗效和安全性。异甘草酸镁为天然甘草酸的立体异构体镁盐,通过作用于激素受体,影响离子通道(抑制钙离子),激活或抑制酶的活性,调节物质代谢,调节胆碱能神经的兴奋性,具有肾上腺皮质激素样作用,呈现明显的抗炎和免疫调节效应,在急慢性肝炎、药物性肝损伤、肝硬化等患者中具有改善肝功能的作用。

临床药师观点:两药具有不同的保肝作用机制,联用在治疗药物性肝损害方面疗效较为显著,且不良反应较少。

三、药学监护要点

(1)应用伏立康唑时可出现神经功能障碍、视觉障碍、肝功能异常、肾功能障碍等不良反应。

(2)利福平不良反应以消化道反应、肝毒性最为多见,偶可发生急性溶血或肾衰竭,服用本品后,大小便、唾液、痰液、泪液等可呈橘红色,偶见 WBC 减少和 PLT 减少导致的齿龈出血和感染、伤口愈合延迟等,用药期间应定期检查周围血象、肝功能。

(3)使用异烟肼期间关注患者是否出现步态不稳、麻木针刺感、烧灼感或手指疼痛、肝毒性、视物模糊等不良反应。

（4）使用乙胺丁醇期间注意检查视野、视力、红绿鉴别力等，在用药前、疗程中每日检查1次。

（5）使用卡泊芬净注意关注患者是否出现皮疹、颜面肿胀、瘙痒、温暖感或支气管痉挛。

（6）氨溴索通常能很好地被机体耐受，曾报道有轻微的上消化道不良反应（主要为胃部灼热、消化不良和偶尔出现的恶心、呕吐等）。

案例四

一、案例回顾

【主诉】

咳嗽、咳痰伴发热2周。

【现病史】

患者，男，47岁。2周前受凉后出现发热、畏寒，体温最高38.9℃。伴轻微咽痛、咳嗽、咳痰，无其他不适。血常规：WBC 28.9×10^9/L，NEUT% 92.1%。胸部CT：支气管炎伴两肺感染。外院抗生素治疗11 d，咽痛、咳嗽、咳痰症状无明显好转，伴胸闷、气促、声音嘶哑，咳黄脓痰。复查血常规WBC及NEUT%有所上升。不吸氧动脉血气分析：pH 7.49，动脉血PaCO$_2$ 39.7 mmHg，动脉血PaO$_2$ 58.5 mmHg。胸部增强CT：两肺多发散在分布的弥漫性大小不一的斑片状密度增高影，形态不规则，内见充气的气管影，阴影较11 d前增多，纵隔内未见明显占位。遂转入我院进一步治疗。患者自发病以来精神睡眠差，胃纳欠佳，大小便正常，体重约减轻2 kg。

【既往史】

无。

【社会史、家族史、过敏史】

既往有青霉素过敏史，有长期木屑密切接触史。

【体格检查】

T: 36.8℃; HR: 90次/min; R: 22次/min; BP: 110/70 mmHg。

神志清晰，步入病房，营养欠佳，精神不佳。全身浅表淋巴结无肿大。颈软，双肺叩诊清音，双肺可闻及散在哮鸣音。HR 90次/min，律齐。其他检查无殊。

【实验室检查及其他辅助检查】

1. 实验室检查

(1)血常规: WBC $33.72 \times 10^9/L$(↑),NEUT% 94.5%(↑)。

(2)肝功能: ALB 27 g/L, ALT 79 U/L(↑), AST 86 U/L(↑), LDH 306 U/L(↑)。

(3)肾功能: BUN 4.9 mmol/L, Cr 44 μmol/L, URIC(UA) 48 μmol/L。

(4)血电解质: Na^+ 132 mmol/L, K^+ 3.1 mmol/L, Cl^- 91 mmol/L。

(5)动脉血气分析(吸氧2 L/min): pH 7.53, PaO_2 84 mmHg, $PaCO_2$ 35 mmHg, HCO_3^- 29.2 mmol/L, BE - 6.4 mmol/L, SaO_2 97%。

2. 其他辅助检查

(1)胸部CT检查: 支气管炎伴两肺感染。

(2)纤支镜活检病理及吸引物: 镜下为大量急慢性炎症细胞、支气管软骨及真菌菌丝、孢子。

【诊断】

重症肺炎。

【用药记录】

1. 抗感染治疗　注射用美罗培南1 g iv.gtt q8h.(d1-7),盐酸莫西沙星氯化钠注射液0.4 g iv.gtt q.d.(d1-7)。注射用伏立康唑初始剂量 0.4 g q12h., 维持剂量0.2 g q12h.(d8-21)＋注射用醋酸卡泊芬净初始剂量 70 mg q.d., 维持剂量50 mg q.d.静脉给药(d8-21)。注射用伏立康唑 0.2 g iv.gtt q12h.(d22-60)。注射用两性霉素B脂质体(L-AmB)起始剂量 20 mg/d逐渐增加,至第5日维持剂量

100 mg/d iv.gtt（d61-81）。增加注射用两性霉素 B 脂质体起始剂量 25 mg＋10 mL 0.9%氯化钠注射液雾化吸入 b.i.d.（d82-93），维持剂量 5 mg＋10 mL 0.9%氯化钠注射液雾化吸入 b.i.d.（d82-93）。

2. 镇咳祛痰　盐酸氨溴索注射液 15 mg 雾化吸入＋硫酸特布他林注射液 0.5 mg 雾化吸入。

3. 保肝护胃　多烯磷脂酰胆碱胶囊 2 粒 p.o. b.i.d.（d1-30），奥美拉唑肠溶片 20 mg p.o. q.d.（d8-22）。

【药师记录】

入院第 1 天：胸部增强 CT 示两肺多发散在分布的弥漫性大小不一的斑片状密度增高影，形态不规则，内见充气的气管影纵隔内未见明显占位。血常规指标较前升高，咳嗽、咳痰较前加重，故予注射用美罗培南 1 g q8h.＋盐酸莫西沙星氯化钠注射液 0.4 g iv.gtt q.d. 抗感染治疗。

入院第 8 天：患者痰培养示曲霉菌（＋）；纤支镜活检病理及吸引物示镜下为大量急慢性炎症细胞、支气管软骨及真菌菌丝、孢子。故予注射用伏立康唑初始剂量 0.4 g q12h.，维持剂量 0.2 g q12h.＋卡泊芬净初始剂量 70 mg q.d.，维持剂量 50 mg q.d.，静脉给药抗真菌治疗。

入院第 22 天：治疗 2 周后症状稍有减轻，肝功能恢复正常，复查 CT 示病灶较入院前略有吸收。且曲霉菌药敏实验显示对卡泊芬净敏感性差。故停用注射用醋酸卡泊芬净，继续注射用伏立康唑 0.2g iv.gtt q12h.抗真菌治疗。

入院第 61 天：患者咳嗽、咳痰较前稍好转，体温正常。血常规 WBC、NEUT% 均恢复至正常。复查 CT 示病灶较 1 个月前有所吸收，但纤支镜检查示支气管腔内病灶较前有所增加。且肝功能 ALT、AST、ALP、γ-GTP 均出现不同程度升高。注射用两性霉素 B 脂质体起始剂量为 25 mg 加入 10 mL 0.9%氯化钠注射液中雾化吸入 b.i.d.。因局部刺激过大且出现剧咳、头晕症状，患者不能耐受，换为 5 mg 加入 10 mL 0.9%氯化钠注射液雾化吸入，患者仍然不能耐受,故暂时停止雾化吸入。

入院第82天:与之前比较,患者体温一直正常,咽痛、气急、黄痰消失,但咳嗽仍较频繁。CT示病灶较前有进一步吸收。纤支镜检查示气管及双侧主支气管和部分叶段支气管见较多黏膜下突起物,较前次检查无明显好转。患者肾功能已出现异常,Cr和BUN分别为103 μmol/L和15.5 mmol/L。为了使患者更好耐受,吸入药物浓度从较稀浓度逐渐增加,即注射用两性霉素B脂质体起始剂量25 mg + 10 mL 0.9%氯化钠注射液雾化吸入 b.i.d.,维持剂量5mg + 10 mL 0.9%氯化钠注射液雾化吸入 b.i.d.。

二、案例分析

【抗感染治疗】

患者2周前受凉后出现发热、畏寒,体温最高38.9℃。在外治疗为好转而入院,入院后诊断为重症肺炎,予注射用美罗培南联合盐酸莫西沙星氯化钠注射液治疗1周,病情好转。痰培养示曲霉菌(＋);纤支镜活检病理及吸引物镜下大量急慢性炎症细胞、支气管软骨及真菌菌丝、孢子。结合免疫组化及特殊染色结果,符合急慢性炎症伴真菌感染,倾向曲霉菌。故修正诊断为肺曲霉病。停用抗细菌药物,开始抗真菌治疗。注射用伏立康唑联合醋酸卡泊芬净治疗2周后症状稍有减轻,肝功能恢复正常,复查CT示病灶较入院前略有吸收且曲霉菌药敏实验显示对卡泊芬净敏感性差。则停用注射用醋酸卡泊芬净,单用注射用伏立康唑继续抗真菌治疗1月余。患者咳嗽、咳痰较前稍好转,体温正常。血常规WBC、NEUT%均恢复至正常。复查CT示病灶较1个月前有所吸收,但纤支镜检查示支气管腔内病灶较前有所增加。且肝功能ALT、AST、ALP、GGT均出现不同程度升高。遂改用两性霉素B脂质体抗真菌治疗。用药3周后,患者体温一直正常,咽痛、气急、黄痰消失,但咳嗽仍较频繁。CT示病灶较前有进一步吸收。纤支镜检查示气管及双侧主支气管和部分叶段支气管见较多黏膜下突起物,较前次检查无明显好转。临床医师认为有调整治疗方案的必要,曾考虑提高注射用两性霉素B脂质体剂量,但当时肾功能已出现异常,Cr和BUN分别为103 μmol/L和15.5 mmol/L,决定不增加注射用两性霉素B脂质体静脉用药剂量,而在原静脉用药的基础上增加注射用两性霉素B脂质体雾化吸入。因局部刺激过大且出现剧咳、头晕症状,患者不能耐受,故暂时停止雾化吸入。

临床药师观点:该病例肺曲霉病诊断比较明确,但治疗困难,是一例难治性患者。经过2个多月抗真菌治疗,疗效仍不满意,应当调整治疗方案。《热病:桑福德抗微生物治疗指南(第44版)》指出,对确诊的侵袭性肺曲霉病患者首选伏立康唑,备选两性霉素B脂质体或卡泊芬净、米卡芬净。该患者初始使用伏立康唑联合卡泊芬净抗真菌治疗,由于曲霉菌药敏试验显示对卡泊芬净不敏感,尽管体外药敏试验不一定真正反映其在体内的效果,但卡泊芬净无效的可能性很大。遂单用伏立康唑,但抗真菌效果不理想,且出现肝功能损害。目前,两性霉素B脂质体的剂量还是较小的,有提高的空间。但患者应用两性霉素B脂质体3周后肾功能已经损害,增高剂量可能使肾功能进一步恶化甚至衰竭。联合雾化吸入两性霉素B脂质体,由于局部刺激患者无法耐受,调整治疗方案的余地十分有限。针对该患者全身用药对局部管腔病灶效果不佳的情况,联合雾化吸入两性霉素B脂质体可能是最适用于该患者的治疗方案。早在20世纪80年代,国外已提出雾化吸入两性霉素B脂质体作为肺真菌病的辅助治疗方法。Mohamnad等报道雾化吸入两性霉素B脂质体对侵袭性肺曲霉病的预防效果明显且药物相互作用更少、毒性更小。卢鑫等对雾化吸入两性霉素B脂质体预防侵袭性肺曲霉病效果的Meta分析研究显示,预防性雾化吸入两性霉素B脂质体能有效降低实验动物肺曲霉病死亡率,但并未降低曲霉菌感染相关病死率及总死亡率,需要更进一步的临床研究。可见,雾化吸入两性霉素B脂质体对于支气管腔局部病灶可能有效。两性霉素B脂质体的全身不良反应与血药浓度相关,雾化吸入对血药浓度的轻微影响估计不会加重肾损害。

【止咳平喘治疗】

患者咳嗽、咳黄色脓痰，入院后予盐酸氨溴索注射液祛痰，硫酸特布他林注射液雾化吸入解痉治疗。

临床药师观点：对于肺部感染的患者保持肺部通常，痰液正常排除，减少炎症的发生对抗感染治疗有很好的辅助作用。患者长期咳黄色脓痰，而氨溴索是黏液溶解剂，能增加呼吸道黏膜浆液腺的分泌，减少黏液腺分泌，从而降低痰液黏度；还可促进肺表面活性物质的分泌，增加支气管纤毛运动，使痰液易于咳出。硫酸特布他林是一种肾上腺素能激动剂，可选择性激动 β_2 受体、舒张支气管平滑肌，抑制内源性致痉挛物质的释放及内源性介质引起的水肿，提高支气管黏膜纤毛上皮廓清能力。两种药物联用能起到很好的镇咳祛痰作用，有助于缓解患者症状。

三、药学监护要点

(1)患者长期使用抗真菌药物，定时监测肝肾功能，根据肝肾功能调整用药剂量。

(2)两性霉素 B 脂质体静脉注射时配合解热镇痛药、抗组胺药和生理量的肾上腺皮质激素可减轻毒性反应。

(3)伏立康唑连续治疗超过 28 d，需监测视觉功能，包括视敏度、视力范围及色觉。

(4)关注使用美罗培南期间是否出现过敏反应如皮疹、瘙痒、药热等皮肤过敏反应，腹泻、恶心、呕吐、便秘等胃肠道症状，肝肾损害等。

(5)卡泊芬净常见一般不良反应为发热、头痛、腹痛、寒战和恶心、腹泻、呕吐的胃肠反应等。

(6)氨溴索通常能很好地被机体耐受，但曾报道有轻微的上消化道不良反应(主要为胃灼热、消化不良和偶尔出现的恶心、呕吐等)。

(7)特布他林雾化液不良反应一般轻微，用药后 1~2 周会自动消失,一般不良反应有震颤、心跳加快、皮疹、头痛、肌肉痉挛、失眠和情绪变化,极罕见支气管痉挛(气道痉挛)。患者用药后可出现口干,喉部有刺激感,临床药师嘱用药后及时漱口,水漱口3遍,每次5 s。

案例五

一、案例回顾

【主诉】

全身乏力2月余,发热3 d。

【现病史】

患者,男,41岁。因"全身乏力2月余,发热3 d"于2016年9月15日收入我院血液科。入院后完善相关检查,并行骨髓穿刺,9月17日结果回报为"急性粒细胞白血病未分化型(AmL-M1)",明确诊断为白血病,给予IDA(伊达比星+阿糖胞苷)方案诱导化疗1个周期。9月24日患者出现发热,体温最高至40℃,伴畏寒寒战,并出现腹泻(黄色稀水样便,每日4~5次)。遂转入呼吸科进一步治疗。患者自发病以来精神睡眠差,胃纳欠佳,大小便正常,体重正常。

【既往史】

无。

【社会史、家族史、过敏史】

否认社会史、家族史、过敏史。

【体格检查】

T: 37.0℃; HR: 79次/min; R: 18次/min; BP: 115/76 mmHg。

神志清楚,发育正常,营养差,回答切题,自动体位,查体合作,步入病房。双下肢轻度水肿,双肺叩诊清音,听诊双肺呼吸音粗,可闻及少许湿啰音,未闻及胸膜摩擦音。其余无殊。

【实验室检查及其他辅助检查】

1. 实验室检查

(1) 血常规:WBC 0.45×10^9/L(↓), Hb 60 g/L(↓), PLT

$43 \times 10^9 / L (\downarrow)$。

(2) pro-BNP 159.00 pg/mL, D-dimer 1.69 mg/L (↑), CRP 32.3 mg/L。

(3) 载脂蛋白 C_2 245.8μmol/L, AST 1 816.0 U/L (↑), γ-谷氨酰 GGT 45.0 U/L, ALT 991.0 U/L (↑)。

(4) IL-6 138.10 pg/mL, PCT 1.430 ng/mL (↑)。

2. 其他辅助检查　胸部CT示两肺弥漫片状高密度影伴小叶间隔增厚,肺炎可能,右侧少量胸腔积液。

【诊断】

(1) 白血病,急性粒细胞白血病未分化型。

(2) 重症肺炎。

【用药记录】

1. 抗感染治疗　注射用亚胺培南西司他丁钠1 g iv.gtt q8h., 注射用盐酸万古霉素0.5 g iv.gtt b.i.d. (d1-11);注射用伏立康唑0.2 g iv.gtt q12h. (前24 h 0.4 g iv.gtt q12h.) (d7-18);注射用醋酸卡泊芬净50 mg iv.gtt q.d. (d19-23);注射用两性霉素B起始剂量5 mg iv.gtt q.d. 逐渐增加 (d24-25);注射用两性霉素B脂质体起始剂量20 mg/d, 逐渐增加, 至第5日维持剂量100 mg/d iv.gtt (d30-38);注射用伏立康唑0.2 g iv.gtt q12h. (前24 h 0.4 g iv.gtt q12h.), 注射用醋酸卡泊芬净50 mg iv.gtt q.d. (d38-69)。

2. 镇咳祛痰　复方甲氧那明胶囊2粒 p.o. t.i.d., 厄多司坦胶囊0.3g p.o. b.i.d., 多索茶碱注射剂0.1 g iv.gtt q.d.。

【药师记录】

入院第1天:患者出现发热,体温最高至40℃,伴畏寒寒战,并出现腹泻(黄色稀水样便, 每日4～5次),复查血常规示 WBC $0.45 \times 10^9 / L$, Hb 60 g/L, PLT $43 \times 10^9 / L$, 考虑患者化疗后粒细胞缺乏并感染,先后给予亚胺培南西司他丁钠联合盐酸万古霉素静脉滴注抗感染治疗。

入院第7天:患者抗感染治疗6 d, 体温未见下降。患者粒细胞缺乏继发感染,感染部位不明确,依照《热病:桑福德抗微生物治疗指南(第44版)》及《国家抗微生物治疗指南》粒细胞缺乏并发热患者抗微生物治疗推荐,予加用注射用伏立康唑0.2 g iv.gtt q12h.(前24 h 0.4 g q12h.)。

入院第11天:患者腹泻明显好转,停用注射用盐酸万古霉素。

入院第18天:抗真菌治疗第8天,患者体温降至38.1℃,出现咳嗽、咳痰,痰中带血,感乏力。患者肝功轻度异常,遂停用注射用伏立康唑,改用注射用醋酸卡泊芬净50 mg q.d.抗真菌治疗。

入院第23天:注射用醋酸卡泊芬净抗真菌治疗5 d,症状改善仍不明显,遂使用注射用两性霉素B脂质体抗真菌治疗。期间多次送检血培养均未检出致病菌。

入院第24天:注射用两性霉素B治疗第2天,患者出现胆红素明显升高,鉴于肝损伤与用药时间的关联性,临床药师考虑注射用两性霉素B引起的肝损伤(淤胆型)可能性最大,遂建议停用注射用两性霉素B,入院28 d复查肝功胆红素明显下降。

入院第30天:考虑注射用两性霉素B致肝损伤,应禁用该药,但患者疑似真菌感染控制不佳,临床症状未见改善且有加重,权衡利弊后,临床药师建议医师换用注射用两性霉素B脂质体联合继续治疗,并加强肝功能监护。

入院第37天:患者送检血培养均检出白念珠菌,提示对伏立康唑、卡泊芬净、两性霉素B敏感。遂于入院第38天再次停用注射用两性霉素B脂质体,选择注射用伏立康唑联合注射用醋酸卡泊芬净抗真菌。治疗调整后,患者肝功能逐渐好转,各项指标逐渐下降,入院第69天复查肝功能基本正常。

二、案例分析

【抗感染治疗】

患者是一个白血病化疗患者,最近住院,使用化疗药物等治疗措施,后出现发热,最高40℃,伴畏寒寒战等症状。即继发院内感染,予注射用亚胺培南西司他丁钠联合万古霉素抗感染治疗。

223

治疗1周后患者症状未见好转,怀疑真菌感染。患者粒细胞缺乏继发感染,感染部位不明确,依照《热病:桑福德抗微生物治疗指南(第44版)》及《国家抗微生物治疗指南》粒细胞缺乏并发热患者抗微生物治疗推荐,予注射用伏立康唑抗真菌感染治疗。抗真菌治疗第8天,患者体温降至38.1℃,出现咳嗽、咳痰,痰中带血,感乏力。查体可见皮肤黏膜瘀斑,有出血点,咽后壁出血点并咽部充血。血常规提示 WBC 0.57×10^9/L,Hb 72 g/L,PLT 10×10^9/L。肝功能轻度异常:TBIL 25.5 mmol/L,DBIL 18.4 mmol/L,IBIL 7.1mmol/L。后体温逐渐上升,入院18 d体温最高达39.5℃,患者解血便并呼吸困难,考虑真菌感染控制不佳,骨髓严重抑制,PLT进一步降低致出血倾向,遂停用注射用伏立康唑,改用注射用醋酸卡泊芬净50 mg q.d. 抗真菌治疗。注射用醋酸卡泊芬净治疗5 d后,症状改善仍不明显,遂联合注射用两性霉素B脂质体抗真菌治疗。注射用两性霉素B治疗2 d后患者胆红素升高,继续用药继续升高,考虑注射用两性霉素B致肝损伤,故停用了注射用两性霉素B,停用后复查肝功能明显下降。但患者疑似真菌感染控制不佳,临床症状未见改善且加重,权衡利弊后,临床药师建议医师换用两性霉素B脂质体继续治疗,并加强肝功能监护。后送检血培养均检出白念珠菌,提示对伏立康唑、卡泊芬净、两性霉素B敏感。入院第33天复查肝功能示胆红素再次上升,继续用药。入院第37天肝功能示 TBIL 133.3 mmol/L,DBIL 10.5 mmol/L,IBIL 23.8 mmol/L,明显上升,遂于入院38天停用注射用两性霉素B脂质体,选择注射用伏立康唑联合注射用醋酸卡泊芬净抗真菌。治疗调整后,患者肝功能逐渐好转,各项指标逐渐下降,入院第69天复查肝功能基本正常。

临床药师观点:住院期间,患者使用的药物主要分为以下几类① 抗肿瘤化疗药物;② 抗细菌药物;③ 抗真菌药物;④ 对症治疗药物。患者使用抗肿瘤化疗药物后复查肝功能,未见明确肝损伤,暂不考虑抗肿瘤化疗药物的因素。患者在整个抗感染期间换用了三类抗真菌药物,首次使用伏立康唑初期肝功能出现轻度异常,但发生肝损伤后继续用伏立康唑治疗,肝脏转氨酶逐渐下降,胆酶稍有上升后持续下降,考虑伏立康唑可致轻度肝功能异常,但与病程中严重肝损害相关性不大。患者发生肝损伤前后曾反复使用亚胺培南西司他丁和万古霉素,未查见与肝酶变化有相关性,可排除两药所致的肝损害。对症治疗药物主要包括白蛋白等血液制品和常规输液,发生肝损伤可能性小。该患者使用两性霉素B后胆红素上升,停药后胆红素逐渐下降,再次使用两性霉素B脂质体,胆红素再次上升,考虑胆红素升高与两性霉素B的使用明显相关,两性霉素B致肝毒性的研究也有文献报道。

【止咳平喘治疗】

患者咳嗽、咳痰,入院后予祛痰药物厄多司坦胶囊,镇咳解痉药物复方甲氧那明胶囊来进行止咳平喘祛痰治疗。

临床药师观点:厄多司坦属黏液溶解剂,为一前体药物,其作用机制可能主要是通过含游离硫基的代谢产物使支气管分泌物黏蛋白的二硫键断裂,改变其组成成分和流变学性质,降低痰液黏度,从而有利于痰液排出。另外,本品还具有增强黏膜纤毛运转功能等作用。复方甲氧那明胶囊含盐酸甲氧那明、那可丁、氨茶碱和马来酸氯苯那敏。其中盐酸甲氧那明可抑制支气管痉挛,缓解哮喘发作时的咳嗽;那可丁为外周性止咳药,可抑制咳嗽;氨茶碱亦可抑制支气管痉挛,还可抑制支气管黏膜肿胀,缓解哮喘发作时的咳嗽,使痰易咯出;马来酸氯苯那敏具抗组胺作用,能够抑制上呼吸道炎症引起的咳嗽。本品的配伍不仅可以减轻咽喉及支气管炎症等引起的咳嗽,而且可缓解哮喘发作时的咳嗽,有利于排痰。

三、药学监护要点

(1)患者使用万古霉素时应监测其血药浓度,注意使用期间是否出现肾功能损害。

(2)亚安培南西司他丁钠使用期间注意观察是否出现过敏、肝肾功能不全、胃肠道、神经系统方面的损害。

（3）应用伏立康唑时可出现神经功能障碍、视觉障碍、肝功能异常、肾功能障碍等不良反应。

（4）使用卡泊芬净时应注意关注患者是否出现皮疹、颜面肿胀、瘙痒、温暖感或支气管痉挛。

（5）两性霉素B有肝肾损伤的副作用,应用时应监测患者肾功能,以调节用药剂量。

第三节 主要治疗药物

一、常用治疗方案

1. 念珠菌感染 白念珠菌感染可应用氟康唑,也可用伊曲康唑、伏立康唑、两性霉素B、卡泊芬净等。目前,非白念珠菌对氟康唑耐药率很高。应用药物治疗念珠菌感染时需鉴定念珠菌种类,选择合适的抗菌药物。疗程应依据治疗情况而定,用药至肺部病灶基本吸收。念珠菌治疗药物推荐见表6-2,抗真菌药物活性及选择见表6-3。

表6-2 念珠菌抗菌药物推荐

菌 种	推 荐 药 物
白念珠菌	氟康唑、伊曲康唑、两性霉素B、卡泊芬净
光滑念珠菌	两性霉素B、伏立康唑、卡泊芬净、伊曲康唑、氟康唑
近平滑念珠菌	氟康唑、伊曲康唑、两性霉素B、伏立康唑、卡泊芬净
热带念珠菌	氟康唑、伊曲康唑、两性霉素B、伏立康唑、卡泊芬净
克柔念珠菌	卡泊芬净、伏立康唑、伊曲康唑、两性霉素B
季以蒙念珠菌	氟康唑、伊曲康唑、伏立康唑、卡泊芬净
葡萄牙念珠菌	氟康唑、伊曲康唑、伏立康唑、卡泊芬净

表6-3　抗真菌药物活性及选择一览表

微生物	抗真菌药物					
	氟康唑	伊曲康唑	伏立康唑	泊沙康唑	棘白菌素	两性霉素B
白念珠菌	+++	+++	+++	+++	+++	+++
杜氏念珠菌	+++	+++	+++	+++	+++	+++
光滑念珠菌	±	±	+	+	+++	++
热带念珠菌	+++	+++	+++	+++	+++	+++
近平滑念珠菌	+++	+++	+++	+++	++	+++
克柔念珠菌	−	+	++	++	+++	++
季以蒙念珠菌	+++	+++	+++	+++	++	+++
葡萄牙念珠菌	+	+	++	++	++	−
新型隐球菌	+++	+	+++	+++	−	+++
烟曲霉菌	−	++	+++	+++	++	+++
黄曲霉菌	−	++	+++	+++	++	++
土曲霉菌	−	++	+++	+++	++	−
镰刀菌	−	±	++	++	−	++
尖端赛多孢子菌	−	−	+++	++	−	−
多产赛多孢子菌	−	−	±	±	−	−

微生物	抗真菌药物					
	氟康唑	伊曲康唑	伏立康唑	泊沙康唑	棘白菌素	两性霉素B
毛孢子菌属	±	+	++	++	－	±
结核菌（毛真菌、根真菌属、犁头霉属）	－	－	－	+++	－	+++（脂质体）

注：－（无活性）；±（可能有活性）；+（有活性，三线药物，临床疗效差）；++（有活性，二线药物，临床疗效稍差）；+++（有活性，一线药物，临床疗效通常有效）。

2. 肺部曲霉菌感染　传统治疗药物为两性霉素B（或两性霉素脂质体）。目前，首先推荐伏立康唑，替代药物为伊曲康唑、泊沙康唑、两性霉素B、卡泊芬净、米卡芬净。必要时，可以联合两种不同类型的抗真菌药物治疗。

3. 肺部隐球菌感染　轻症者：首先推荐两性霉素B或氟康唑400 mg q.d. 治疗8～10周。存在免疫损害的患者（HIV或服用免疫抑制剂等）：推荐两性霉素B联合氟胞嘧啶；替代药物为两性霉素B联合氟胞嘧啶、氟康唑联合氟胞嘧啶、单用两性霉素B、氟康唑，治疗8周～6个月，具体疗程视患者病情而定。不伴有脑膜炎的非艾滋病患者：可以选择伊曲康唑400 mg/d治疗，疗程视病情而定，但伊曲康唑的效果不如氟康唑，复发率高，不推荐使用。抗真菌药物活性及选择见表6-3。

4. 肺毛霉病　毛霉菌病和其他相关菌属（根真菌属、根毛霉属、犁头霉属）治疗成功的关键是早诊断早治疗，不治疗可迅速致死。推荐两性霉素B联合氟胞嘧啶或两性霉素B单用[两性霉素B脂质复合体单药的疗效较其他多烯差]，替代药物为泊沙康唑。疗程视疗效而定，持续治疗直至感染的临床症状消失，影像学异常消失或稳定，基础免疫状态好转。抗真菌药物活性及选择见表6-3。

5. 肺孢子菌肺炎

（1）耶氏肺孢子菌导致肺孢子菌肺炎：急性重症患者呼吸空气时 PaO $\leq$ 70 mmHg（1 mmHg=0.133 kPa），推荐方案 SMZ-TMP[按 SMZ 75 mg/(kg·d) ＋ TMP 15 mg/(kg·d)] iv.gtt b.i.d.，每次滴注6～8 h，疗程为21 d（SMZ为磺胺甲噁唑，TMP为甲氧苄啶）。SMZ-TMP给药前15～30 min开始使用糖皮质激素，可口服泼尼松40 mg 2次/d×5 d，随后40 mg/d×5 d，然后20 mg/d×11 d或等效剂量静脉激素制剂；替代方案为泼尼松＋克林霉素（600 mg iv.gtt q.d.）＋伯氨喹（含基质）30 mg/d p.o.×21 d（注意伯氨喹溶血不良反应）；或喷他脒4 mg/(kg·d) iv.gtt×21 d。非急性轻中症患者（呼吸空气时 PaO＞70 mmHg）：SMZ-TMP双倍剂型2片 p.o. q8h.×21 d或二甲苯砜100 mg p.o. q.d.＋TMP 5 mg/kg p.o. t.i.d.×21 d，替代药物为克林霉素300～450 mg p.o. q6h.＋伯氨醇15 mg p.o. q.d.×21 d或阿托伐醌悬浮口服液 750 mg p.o. b.i.d.×21 d与食物同服。抗真菌药物活性及选择见表6-3。

（2）孢子丝菌病：如严重，两性霉素B脂质体3～5 mg/kg i.v.或标准两性霉素B 0.7～1.0 mg/kg i.v. q.d. 直至有效，然后伊曲康唑 200 mg p.o. b.i.d.，总疗程为12个月。不太严重患者则200 mg p.o. b.i.d.×12个月。治疗2周后，确保血清伊曲康唑达到有效浓度，肺部局限病灶手术切除加两性霉素B。抗真菌药物活性及选择见表6-3。

二、主要治疗药物

主要治疗药物见表6-4。

表6-4 主要治疗药物

药 物	适 应 证	用法用量	药代动力学	注意事项
多烯类				
两性霉素B去氧胆酸盐及其含脂制剂	可用于曲霉菌、念珠菌、隐球菌、组织胞质菌等引起的感染	(1)静脉给药,0.5～1 mg/kg,开始先以1～5 mg(或0.02～0.1 mg/kg)给药,视耐受情况每日或隔日增加5 mg (2)避光缓慢静脉滴注(不短于6 h)	(1)几乎不被肠道吸收,需要静脉给药 (2)血浆蛋白结合率高,可通过胎盘屏障,脑脊液的浓度低,血浆半衰期为24 h,肾脏清除很慢	(1)两性霉素B制剂具有严重的肾脏毒性,需对患者进行严密的肾功能及血钾水平监测,应避免与其他肾毒性药物合用 (2)应注意两性霉素B在输液中的反应,可于静脉滴注前给予解热镇痛、抗组胺药和输液中加用小量糖皮质激素
两性霉素B含脂制剂,目前有三种制剂:两性霉素B脂质复合体、两性霉素B胆固醇复合体(ABCC)和两性霉素B脂质体	(1)侵袭性真菌感染的经验及确诊治疗 (2)无法耐受两性霉素B去氧胆酸盐的患者 (3)肾功能严重损害不能使用两性霉素B常规制剂的患者	(1)推荐剂量两性霉素B脂质复合体为5 mg/kg,ABCC为3～4 mg/kg,两性霉素B脂质体为3～5 mg/kg (2)亦主张从低剂量开始逐渐增量,缓慢滴注,如耐受性良好,滴注时间可缩短至1～2 h (3)各种制剂的具体使用要求参见说明书	(1)非线性动力学,易在肝脏及脾中浓集,肾脏中则较少蓄积 (2)清除半衰期为100～150 h	该药肾毒性显著降低,输液反应也大大减少,但仍需监测肝肾功能

（续表）

药　物	适 应 证	用法用量	药代动力学	注意事项
唑类				
氟康唑	(1)念珠菌病,隐球菌病,球孢子菌病 (2)本品亦可替代伊曲康唑用于芽生菌病和组织胞质菌病的治疗 (3)克柔念珠菌和光滑念珠菌对其天然耐药	(1)侵袭性念珠菌病:200～400 mg/d,若氟康唑治疗5 d后,患者仍不能退热或出现其他症状,则应换用伊曲康唑等其他药物 (2)念珠菌病的预防:50～400 mg/d,疗程不宜超过3周	(1)有良好的生物利用度,静脉注射和口服剂量相等 (2)本品血浆蛋白结合率低(11%～12%),在体内广泛分布于皮肤水疱液、腹腔液、痰液等组织体液中。尿液及皮肤中药物浓渡为血药浓度的10倍,唾液、痰液、水疱液与血药浓度接近。脑膜炎症时,脑脊液中本品的浓度可达血药浓度的54%～85% (3)肾脏清除,半衰期为20～30 h,血液中药物可通过透析清除	(1)常见不良反应为胃肠道反应,如恶心、呕吐、腹泻等 (2)罕见不良反应为严重肝毒性,长期应用应监测肝功能 (3)药物间相互作用多,应注意
伊曲康唑	(1)曲霉菌、念珠菌属、隐球菌属和组织胞质菌等引起的确诊、临床诊断等引起的确诊、临床诊断及拟诊侵袭性真菌感染的治疗	(1)侵袭性真菌感染确诊、临床诊断和拟诊患者的治疗:第1～2天,200 mg iv.gtt b.i.d.; 第3～14天,200 mg iv.gtt q.d., 输注时间不得少	(1)采用β-环糊精技术的口服液比胶囊剂的生物利用度大幅提高 (2)蛋白结合率为99%。血浆半衰期为20～30 h。在肺、肝脏、肾	(1)长期治疗时应注意对肝功能的监护,应避免与其他肝毒性药物合用 (2)可能存在药物之间相互作用,详见说

药　物	适　应　证	用法用量	药代动力学	注意事项
伊曲康唑	（注射剂和液序贯使用） （2）曲霉菌和念珠菌感染的预防治疗（口服液） （2）侵袭性真菌感染的预防治疗：口服液每日 5 mg/kg，疗程一般为2～4周	于1 h；之口服后序贯使用口服液，200 mg b.i.d.，直至症状改善及影像学上病灶基本吸收	脏、肌肉及骨骼等组织中的浓度则比血药浓度高2～3倍，脑脊液中含量很低 （3）经肝P450酶系广泛代谢，代谢产物经胆汁和尿液排泄，其中羟基伊曲康唑具有与伊曲康唑同等的抗真菌活性	明书
伏立康唑	免疫抑制患者的严重真菌感染，如侵袭性曲霉病、氟康唑耐药念珠菌引起的侵袭性感染、镰刀霉菌感染等	（1）负荷剂量：静脉给予6 mg/kg q12h，连用2次。输注速率不得超过每小时3 mg/kg，在1～2 h输完 （2）维持剂量：静脉给予4 mg/kg q12h。治疗不耐受者将维持剂量降至3mg/kg q12d	（1）呈非线性药代动力学，蛋白结合率为58%，组织分布容积为4.6 L/kg （2）代谢受基因多态性调控，因而在亚洲人群中的药代动力学参数差异较大；经静脉给予3 mg/kg，清除半衰期为6～9 h	（1）中至重度肾功能不全患者不得经静脉给药。患者在用药后发生短暂视觉障碍的比例可达30% （2）可能存在药物间相互作用，详见说明书
泊沙康唑	曲霉病、接合菌病、镰刀霉菌感染、足放线病、暗色丝孢霉病、组织胞质菌病、难治性念珠菌病、	（1）400 mg p.o. b.i.d.餐中服用（如不能进食，200 mg q.d.）。预防应用时，200 mg p.o. t.i.d.进餐时。混悬液40 mg/mL。	（1）100 mg 缓释片7～10 d达到血药稳态浓度 （2）血浆蛋白结合率高达98.2%，主要与白蛋白结合。表观分布容	本品不良反应与其他唑类药物相似，最常见的治疗相关性严重不良反应有胆红素血症、转氨酶升高、肝细胞损害及恶心、

药 物	适 应 证	用法用量	药代动力学	注意事项
泊沙康唑	难治性球孢子菌病、难治性隐球菌病和着色真菌病	无静脉制剂 (2)100 mg缓释片：负荷剂量300 mg b.i.d.×1 d，次日起维持每日1次。仅用于预防而不用于治疗，片剂和混悬液剂量不可互换	积平均值高达1 744 L，具有高度组织穿透力 (3)可透过胎盘屏障，在乳汁中有分泌	呕吐
棘白菌素				
卡泊芬净	侵袭性曲霉病	侵袭性曲霉病：第1天70 mg/d，之后50 mg/d，输注时间不得少于1 h，疗程依病情而定	(1)血药浓度与剂量等比例增长，蛋白结合率＞96%，组织分布以肝脏为高 (2)经肝脏及肾脏排泄，脑脊液中几乎不能检出，清除半衰期为40～50 h	严重肝功能受损者应避免用药，可能存在药物间相互作用，详见说明书
米卡芬净	曲霉菌和念珠菌引起的真菌血症、呼吸道真菌病、胃肠道真菌病	(1)骨髓干细胞移植后预防真菌感染：50 mg/d (2)念珠菌菌血症：100 mg/d (3)念珠菌食管炎：150 mg/d	(1)口服吸收差，只能静脉给药 (2)蛋白结合率高，脑脊液和尿液药物浓度为0。达稳态血药浓度时间为4～5 d (3)90%原型米卡芬净通过胆汁排泄	(1)注意药物的相互作用，如西罗莫司、尼非地平 (2)耐受性好，常见不良反应有恶心、呕吐、头晕 (3)严重肝损伤和肾功能不全罕见

药　物	适　应　证	用法用量	药代动力学	注意事项
其他类				
氟胞嘧啶	(1) 敏感念珠菌和隐球菌所致的严重感染 (2) 单独应用易导致耐药，多与两性霉素B联合使用	(1) 每日100～150 g/kg，口服分4次，静脉滴注分2～4次给药 (2) 成人一般每次2.5 g，滴速4～10 mL/min (3) 肾功能不全者需减量	(1) 口服生物利用度78%～90%，达峰时间2 h (2) 血清蛋白结合率低 (3) 药物广泛分布于各器官组织，脑脊液浓度可达血液浓度的50%～100% (4) 清除半衰期2.4～4.8 h，90%以上以原形自尿中排出	(1) 监测血液和肝脏不良反应 (2) 严重肾功能不全及对本品过敏者禁用，孕妇慎用，哺乳期妇女不宜使用 (3) 阿糖胞苷可使本品抗真菌作用失活 (4) 本品不宜与骨髓抑制药物同时使用

第四节 案例评述

一、临床药学监护要点

（一）抗感染治疗

1. 适应证的审核 真菌病目前多提倡分层治疗,包括预防性治疗、经验性治疗、抢先治疗及目标性治疗。免疫功能抑制的重症患者应该进行抗真菌药物预防治疗。在未获得病原学结果之前,可考虑进行经验性治疗。药物的选择应综合考虑可能的感染部位、病原真菌、患者预防用药的种类及药物的广谱性、有效性、安全性和效价比等因素;关于经验性治疗的研究目前主要集中在持续发热的NEUT减少症患者。有高危因素的患者应开展连续监测,包括每周2次胸部X线、CT检查、真菌培养及真菌抗原检测等,如发现阳性结果,立即开始抗真菌治疗,即抢先治疗。以获得致病菌的药敏结果为依据,采用有针对性的治疗,即目标性治疗。

2. 禁忌证的审核 抗真菌药物治疗应充分考虑基础肝肾功能状态及药物对肝肾功能的影响。在抗真菌治疗过程中,要正确选择和合理使用抗真菌药物,尽可能避免或减少器官损害。例如,伊曲康唑应用于肝硬化患者时,其清除半衰期会延长,应考虑调整剂量,转氨酶明显升高、有活动性肝病或出现过药物性肝损伤的患者应慎用伊曲康唑。两性霉素B脂质体在使用过程中常出现高热、寒战、呕吐、静脉炎、低钾血症及肝肾损害等毒性反应,若患者存在以上症状慎用。

3. 方案的选择　氟康唑对预防大部分非光滑念珠菌、非克柔念珠菌的感染能够起到有益的作用;伊曲康唑的抗菌谱广,可以扩展到曲霉菌和非白念珠菌;预防性应用伏立康唑可减少肺移植患者和异基因骨髓干细胞移植等患者曲霉菌感染的发生;棘白菌素类也可用于侵袭性真菌感染的预防,有效而安全。关于经验性治疗的研究目前主要集中在持续发热的NEUT减少症患者,这类患者应用唑类、棘白菌素类及多烯类药物,临床症状改善明显。抢先治疗药物选择可参考所检测到的真菌种类而定。药物选择要参考药物抗菌谱、药理学特点、真菌种类、临床病情和患者耐受性等因素后选定,微生物学证实的侵袭性念珠菌感染,主要应结合药敏结果进行用药。例如,白念珠菌、热带念珠菌、近平滑念珠菌对氟康唑敏感,同时也可以选择其他唑类、棘白菌素类等药物;光滑念珠菌和克柔念珠菌因为对氟康唑有不同程度的耐药,治疗时不应首选氟康唑,而应选择伊曲康唑、伏立康唑、卡泊芬净和两性霉素B及其含脂制剂等。

4. 剂量和给药途径的确定　剂量选择应根据感染部位、严重程度,并考虑吸收、分布、代谢和排泄等药代动力学特性,这些因素决定了每种药物的给药剂量及给药间隔。例如,伏立康唑及其赋形剂磺丁-β-环糊精钠从肾脏代谢,故Ccr < 50 mL/min时,不推荐静脉给药,口服制剂生物利用度达95%以上,若患者肠道吸收功能尚可,可考虑改为口服用药。在轻度或中度的肝功能不全患者中,可在密切监测肝功能的情况下使用伏立康唑,第1天负荷量不变,之后维持剂量减半。目前,尚无伏立康唑应用于严重肝功能障碍患者的研究。给药途径为轻症感染可接受口服给药者,应首选口服药物;重症感染初始治疗应予静脉给药,以确保药效;病情好转能口服时应及早转为口服给药;尽量避免局部给药。

5. 给药疗程的确定　抗真菌药物的疗程一般较长,还需要根据患者的病情和疗效确定。

（二）对因及对症治疗

化痰祛痰治疗 肺真菌病患者可出现咳嗽、咳痰临床表现，常用几种不同作用机制的祛痰药有盐酸氨溴索、标准桃金娘油、厄多司坦。大概分三类：恶心性和刺激性祛痰药、痰液溶解剂、黏液调节剂。常用的药物有盐酸溴己新、乙酰半胱氨酸、盐酸氨溴索等。

二、常见用药错误归纳与要点

药物相互作用未重视 由于伏立康唑通过细胞色素P450同工酶（包括CYP 2C19，CYP 2C9 和 CYP 3A4）代谢，CYP各同工酶的抑制剂或诱导剂可以分别增高或降低伏立康唑的血药浓度，因此伏立康唑禁止与利福平、卡马西平、苯巴比妥等合用。

第五节　规范化药学监护路径

　　肺真菌病由于临床表现不特殊、目前诊断技术不成熟等原因而有高死亡率。肺真菌病常常引起全身多器官的衰竭,且患者由于生理、疾病状态等不同从而对药物的疗效和毒副作用存在个体差异,因此,为了使治疗达到最佳效果,并确保患者用药安全,临床药师要按照个体化治疗的要求,依据规范化药学监护路径,开展具体的药学监护工作。现参照肺真菌病临床路径中的临床治疗模式与程序,建立肺真菌病治疗的药学监护路径(表6-5)。其意义在于规范临床药师对肺真菌病患者开展有序、适当的临床药学服务工作,并以其为导向为真菌感染患者提供个体化的药学服务。

表6-5　肺真菌病药学监护路径

适用对象:第一诊断为肺真菌病

患者姓名:_____　　性别:_____　　年龄:_____

门诊号:_____　　　住院号:_____

住院日期:____年____月____日

出院日期:____年____月____日

标准住院日:21 d内

时间	住院第1天	住院第2天	住院第3天	住院第4~14天	住院第15天 (出院日)
主要诊疗工作	□ 药学问诊(附录1) □ 用药重整	□ 药学评估(附录2) □ 药历书写(附	□ 抗真菌治疗方案分析 □ 完善药学评估	□ 医嘱审核 □ 疗效评价 □ 不良反应监测	□ 药学查房 □ 完成药历书写 □ 出院用药教育

时间	住院第1天	住院第2天	住院第3天	住院第4～14天	住院第15天（出院日）
	□ 经验性抗真菌治疗	录3)	□ 制订监护计划 □ 抗真菌治疗宣教	□ 用药注意事项	
重点监护内容	□一般患者信息 □药物相互作用审查 □其他药物治疗相关问题	□体力状况评估 □肺真菌病诊疗评估 □肺功能诊疗评估 □既往病史评估 □用药依从性评估 □治疗风险和矛盾 □肺功能 □肝肾功能 □出血、凝血风险 □心功能 □外周神经功能 □过敏体质 □胃肠功能 □其他	**治疗方案** □两性霉素B脂质体 $0.5\sim1$ mg/kg iv.gtt,避光缓慢iv.gtt(不短于6h) □氟康唑 (1)侵袭性念珠菌病:$200\sim400$ mg/d (2)念珠菌病的预防:$50\sim400$ mg/d,疗程<3周 □伊曲康唑 (1)治疗:200 mg iv.gtt b.i.d.,$2\sim14$ d 200 mg iv.gtt q.d.,>14 d 200 mg p.o. b.i.d. (2)预防:5 mg/kg,疗程为$2\sim4$周 □伏立康唑 **正常人** (1)负荷剂量:6 mg/kg iv.gtt q12d.连用2次 (2)维持剂量:4 mg/kg iv.gtt q12d. □卡泊芬净 (1)负荷剂量:70 mg/d iv.gtt (2)维持剂量:	**病情观察** □参加医师查房,注意病情变化 □药学独立查房,观察患者药物反应,检查药物治疗相关问题 □查看检查、检验报告指标变化 □检查患者服药情况 □药师记录 **监测指标** □症状 □注意观察体温、血压、体重等 □血常规 □肝肾功能	**治疗评估** □监测药物不良反应 □支持治疗 □并发症 □既往病史 **出院教育** □正确用药 □患者自我管理 □定期门诊随访 □监测血常规、肝肾功能、电解质

时间	住院第1天	住院第2天	住院第3天	住院第4～14天	住院第15天（出院日）
重点监护内容			50 mg iv.gtt q.d. **预处理** □ 补液治疗(碱化、水化) □ 护胃、保肝、抑酸等医嘱 □ 其他医嘱		
病情变异记录	□无 □有,原因: 1. 2.	□无 □有,原因: 1. 2.	□无 □有,原因: 1. 2.	□无 □有,原因: 1. 2.	□无 □有,原因: 1. 2.
药师签名					

潘泰　钱元霞

第七章

间质性肺疾病

第一节 疾病基础知识

间质性肺疾病(ILD),是一组以肺泡单位的炎症和间质纤维化为基本病变的异质性非肿瘤和非感染性肺部疾病的总称,肺间质病变还可累及肺实质,弥漫分布于肺内,因此又称为弥漫性实质性肺疾病(DPLD)。临床主要表现为呼吸困难,胸部影像特征为广泛浸润影;肺功能或血气检测多呈现为气体交换障碍、限制性通气功能障碍、低氧血症甚至呼吸衰竭。目前,国际上普遍接受的间质性肺疾病分类是基于2002年美国胸科学会(ATS)和欧洲呼吸学会(ERS)的分类,2013年对其进行了修订完善(图7-1)。

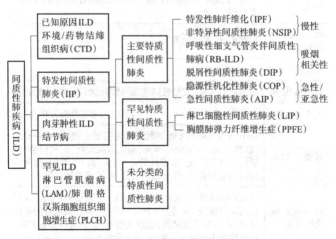

图7-1 2013年ATS/ERS进行的间质性肺疾病分类

【病因和发病机制】

1. 病因 间质性肺疾病的病因十分广泛，按其病因类型大致包括免疫性、药物性、理化因素、原发性和特发性等(表7-1)。

表7-1 间质性肺疾病病因分类

病因分类	临 床 疾 病
风湿免疫性疾病	系统性硬化症、多发性肌炎-皮肌炎、系统性红斑狼疮、类风湿关节炎、混合性结缔组织病、干燥综合征、强直性脊柱炎等
药物或治疗相关性疾病	抗心律失常(胺碘酮、普萘洛尔、利多卡因)、抗炎药物(金制剂、青霉胺)、抗惊厥药物(苯妥英钠)、化疗药物(丝裂霉素、博来霉素、环磷酰胺、苯丁酸氮芥、氨甲蝶呤、硫唑嘌呤、卡莫司汀、丙卡巴肼)、维生素(L-色氨酸)、放疗、氧中毒、百草枯中毒、毒麻药品、柳氮磺胺吡啶、呋喃妥因等
职业和环境相关性疾病	
吸入无机粉尘	硅沉着病、石棉沉着病、硬金属肺病、煤肺尘埃沉着病、铍尘肺、氧化铝肺、滑石粉肺、铁肺尘埃沉着病、锡肺尘埃沉着病等
吸入有机颗粒	饲鸟者肺、农民肺等
原发性(未分类型)疾病	
肿瘤性疾病	肺淋巴管癌病、支气管肺泡癌、肺淋巴癌、卡波西肉瘤等
先天性缺陷	戈谢病、神经纤维瘤病、结节硬化症、家族性肺纤维化等
其他	结节病、肺朗格汉斯细胞组织细胞增生症、肺淀粉样变性、肺血管炎、脂质性肺炎、淋巴管肌瘤病、骨髓移植、呼吸性细支气管炎、EOS性肺炎、肺泡蛋白沉着症、弥漫性肺泡出血综合征、肺泡微结石症、肺转移性钙化等
特发性纤维化性疾病	特发性肺纤维化、家族性肺纤维化、急性间质性肺炎、脱屑性间质性肺炎、非特异性间质性肺炎、淋巴细胞性间质性肺炎、自身免疫性肺纤维化(炎性肠病、原发性胆管硬化、特发性血小板减少性紫癜、自身免疫性溶血性贫血)等

2. 发病机制 目前,间质性肺疾病的发病机制尚未完全明确。传统理论认为该病的病理特点是炎症所致的损伤和纤维化,即环境污染中的粉尘颗粒、环境化学物,自身免疫异常、病毒感染等可能致病因子与肺内固有免疫细胞相互作用,使炎症细胞和免疫效应细胞在肺泡间质聚集,引起炎症及免疫反应,损伤肺泡上皮细胞,释放多种细胞因子,进而诱发肺泡壁血管和气道损伤及修复纤维形成,从而导致肺实质不可逆重建气体交换功能的受损。

【诊断要点】

风湿免疫病、药物性、理化和职业性所致的间质性肺疾病的诊断相对容易,而原发性和特发性间质性肺炎仅基于临床表现,往往难以做出诊断,需依据组织病理结合临床及影像表现确诊(表7-2)。

1. 评估方法 用于间质性肺疾病的综合性评估方法包括以下两项。

(1)进行充分的病史收集与体格检查、评估患者的临床表现。

(2)进行必要的组织病理学与影像学检查。《间质性肺病临床路径(2016年版)》规定的检查项目包括:

1)必需的检查项目:① 血常规、尿常规、便常规。② 肝肾功能、血糖、血脂、电解质、ESR、CRP、血气分析、感染性疾病筛查(乙肝、丙肝、梅毒、艾滋病等)、风湿全套筛查、病毒全套筛查、血管紧张素转化酶、血清蛋白电泳等。③ 胸部高分辨率CT、胸部正侧位片、心电图。④ 肺功能(病情允许时):常规通气功能、弥散功能。⑤ 支气管肺泡灌洗液检查(病情允许时)。⑥ 经支气管肺活检、外科开胸肺活检(必要且病情允许时)。

2)根据患者情况可选择:D-dimer、肿瘤标志物、病原学检查、超声心动图等。

表7-2 间质性肺疾病诊断的评估方法和项目

	梅 奥 诊 所	临 床 路 径
病史	人口统计学数据、肺和肺外表现、症状的起病过程、吸烟史、环境和职业暴露史、用药史、既往疾病和合并病、家族疾病史	
体格检查	肺部听诊、杵状指、肺外体征	
实验室试验	外周血细胞计数	血常规、电解质、ESR、D-dimer*
	生化检查	肝肾功能、血糖、血脂、CRP
	尿分析	尿常规、便常规
	结缔组织病血清学试验*	病原学检查*、肿瘤标志物*
	抗NEUT胞质抗体*	感染性疾病筛查(乙肝、丙肝、梅毒、艾滋病等)
	过敏性肺炎血清学试验*	风湿全套、病毒全套筛查
	脑钠肽*	血管紧张素转化酶、血清蛋白电泳等
影像学检查	胸部X线	胸部正侧位片
	胸部高分辨率CT	胸部高分辨率CT
	以往的胸部X线和胸部CT	—
	超声心动图*	心电图、超声心动图*
肺功能检查	肺通气功能、肺容量	常规通气功能
	弥散功能、血氧测定	弥散功能
	动脉血气分析*	血气分析
	心肺运动试验*	支气管肺泡灌洗液检查(病情允许)
其他	纤支镜检查*	经支气管肺活检
	外科肺活检*	外科开胸肺活检(必要时且病情允许)

注：*根据具体患者选择性检查。

2. 诊断步骤 依据病史、体格检查、胸部X线/CT、肺功能、实验室检验等结果进行诊断,注意与其他慢性呼吸疾病如COPD等鉴别。诊断步骤见图7-2。

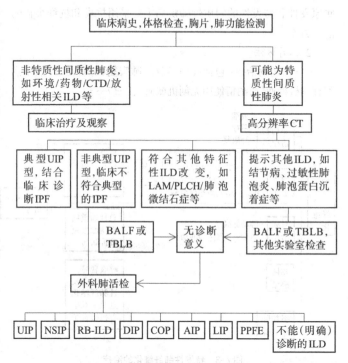

注：CTD为间质性肺炎；ILD为间质性肺疾病；UIP为普通型间质型肺炎；IPF为特发性肺纤维化；LAM为淋巴管肌瘤病；PLCH为肺朗格汉斯细胞组织细胞增生症；BALF为支气管肺泡灌洗；TBLB为经纤支镜肺活检；NSIP为非特异性间质性肺炎；RB-ILD为呼吸性细支气管炎伴间质性肺病；DIP为脱屑性间质性肺炎；COP为隐源性机化性肺炎；AIP为急性间质性肺炎；LIP为淋巴细胞性间质性肺炎；PPFE为胸膜肺弹力纤维增生症

图7-2 间质性肺疾病临床诊断路径示意图

【治疗】

1. 治疗原则 由于间质性肺疾病病因复杂,疾病种类繁多,目前没有统一的治疗方案,需要根据不同疾病选择相应的治疗措施,采取综合性和个体化治疗手段,减轻疾病症状和降低死亡风险。病因明确的疾病应去除病因并对症治疗;其他一些原发性和特发性的间质性肺疾病主要采用抗炎和抗纤维化的治疗方案。

2.治疗方法

(1)非药物治疗:包括戒烟、氧疗、肺康复、肺移植,一般不推荐有创机械通气,酌情使用无创机械通气(图7-3)。

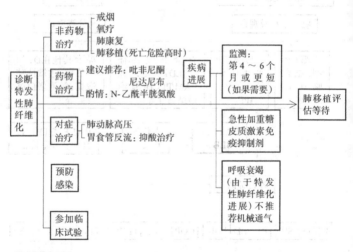

图7-3 特发性肺纤维化的治疗

(2)药物治疗:14、15元环大环内酯类药物如红霉素、克拉霉素、阿奇霉素等;糖皮质激素如地塞米松、甲泼尼龙、泼尼松等;免疫抑制剂如环磷酰胺、硫唑嘌呤、吗替麦考酚酯、西罗莫司等;细胞毒药物如氨甲蝶呤、伊马替尼、克拉屈滨、羟基脲等;抗纤维化药物如吡非尼酮、尼达尼布;抗真菌药物如伊曲康唑、伏立康唑;抗酸、抗氧化治疗如质子泵抑制剂、N-乙酰半胱氨酸等;生物制剂如英夫利昔单抗、阿达木单抗、粒细胞-巨噬细胞集落刺激因子等；中药治疗如温肺化纤汤等（表7-3）。

表7-3　间质性肺疾病治疗药物

药 物 种 类	治 疗 药 物
14、15元环大环内酯类药物	红霉素、克拉霉素、阿奇霉素
糖皮质激素	地塞米松、甲泼尼龙、泼尼松等
免疫抑制剂	环磷酰胺、硫唑嘌呤、吗替麦考酚酯、西罗莫司等
细胞毒药物	氨甲蝶呤、伊马替尼、克拉屈滨、羟基脲等
抗纤维化药物	吡非尼酮、尼达尼布
抗真菌药物	伊曲康唑、伏立康唑
抗酸、抗氧化治疗	质子泵抑制剂、N-乙酰半胱氨酸等
生物制剂	英夫利昔单抗、阿达木单抗、粒细胞-巨噬细胞集落刺激因子等
中药	温肺化纤汤等

（间质性肺疾病治疗药物为表格左侧竖排标题）

第二节　经典案例

案例一

一、案例回顾

【主诉】

咳嗽10月余,加重1周。

【现病史】

患者,男,50岁。10个月前无明显诱因下出现咳嗽不适,胸部CT提示右肺上叶肺炎。患者于当地医院静脉用青霉素治疗10余天后症状明显好转,未予复查。半年前,患者再次出现咳嗽不适,复查CT提示双肺炎症,较前范围扩大,未行治疗。1周前咳嗽加重,伴有胸闷气促不适,来我院就诊,查胸部CT:双肺炎症,支气管轻度扩张,双侧胸膜局部增厚。现为进一步诊治,于我院门诊收治入院。追问病史,患者患有哮喘2年余,平素用噻托溴铵粉吸入剂(18 μg吸入 q.d.)、布地奈德福莫特罗粉吸入剂(160/4.5 μg吸入 b.i.d.)、孟鲁司特钠片(10 mg p.o. q.n.)治疗,控制可。患者2个月前出现排便困难及尿痛不适,查B超提示:① 前列腺增生伴钙化;② 右侧附睾头钙化灶;③ 左侧附睾头囊肿。患者发病以来,精神萎,胃纳欠佳,睡眠可,二便无殊,2年内体重下降10余斤。

【既往史】

平素体健,否认高血压、糖尿病、冠心病等。

【社会史、家族史、过敏史】

头孢过敏。

【体格检查】

T：36.9℃；P：78次/min；R：18次/min；BP：126/78 mmHg。

神志清，精神可，营养良好，步入病房，查体合作。全身皮肤黏膜未见黄染，浅表淋巴结未触及肿大。鼻通气畅，外形无异常。颈软，无抵抗，颈静脉无怒张，肝颈回流征阴性，气管居中，双侧甲状腺未触及肿大。胸廓对称，呼吸平稳，双肺语音震颤对称，无胸膜摩擦感，叩诊呈清音，双肺呼吸音清，未闻及干、湿啰音，未闻及胸膜摩擦音。心前区无隆起，未触及震颤，心界不大，HR 76次/min，律齐，各瓣膜听诊区未闻及病理性杂音。

【实验室检查及其他辅助检查】

1. 实验室检查

（1）血常规：WBC 11.10×10^9/L（↑），NEUT% 41.70%，EOS 5.04×10^9/L，EOS% 45.40%，Ly 0.95×10^9/L，Ly% 8.60%。

（2）ESR：55.00 mm/h。

（3）CRP：30.00 mg/L（↑）。

（4）PCT：0.065 ng/mL；

（5）IL-6：23.07 pg/mL。

（6）ANA＋ENA十四项：抗SSA抗体160.00，抗NEUT胞质抗体测定ANCA核周型弱阳性，抗髓过氧化物酶1 019.00。

（7）免疫球蛋白补体组套：IgE 212.80 U/mL，IgG 18.40 g/L。

2. 其他辅助检查

（1）2016年9月2日胸部CT检查提示右肺上叶肺炎。

（2）2016年12月20日胸部CT检查提示双肺炎症，较前范围扩大。

（3）2017年6月6日胸部CT检查提示双肺炎症，支气管轻度扩张，双侧胸膜局部增厚。

【诊断】

入院诊断：①肺部感染；②哮喘，非危重；③前列腺炎。

出院诊断：①变应性肉芽肿性血管炎；②哮喘，非危重；

③ 前列腺炎。

【用药记录】

1. 抗感染　左氧氟沙星注射液 500 mg iv.gtt q.d.(d1-5)。

2. 抗炎平喘　孟鲁斯特钠片 10 mg p.o. q.d.(d1-5)。

3. 镇咳　复方甲氧那明胶囊 2 粒 p.o. t.i.d.(d1-5)。

4. 抗真菌　伊曲康唑注射液 200 mg iv.gtt q.d.(d2-5)。

5. 抗炎　泼尼松龙注射液 40 mg ＋ 0.9% 氯化钠注射液 20 mL i.v. b.i.d.(d5-8)。

【药师记录】

入院第 1 天：患者咳嗽 10 月余，加重 1 周入院，考虑社区获得性肺炎，予以左氧氟沙星注射液抗感染，复方甲氧那明胶囊止咳、支气管解痉。

入院第 2 天：患者诉曾经有曲霉菌感染史，昨天再次发热，有支气管轻度扩张及哮喘史 2 年余，不能排除变应性支气管肺曲霉病，用伊曲康唑注射液 200 mg iv.gtt q.d.。

入院第 5 天：检查 ANA ＋ ENA 十四项示抗 SSA 抗体 160.00，抗 NEUT 胞质抗体测定 ANCA 核周型弱阳性，抗髓过氧化物酶 1 019.00，根据病史及治疗，诊断为变应性肉芽肿性血管炎，用泼尼松龙注射液 40 mg ＋ 0.9% 氯化钠注射液（20 mL i.v. b.i.d.）治疗。

入院第 8 天：办理出院。

出院带药：泼尼松片 40 mg p.o. q.d.。

二、案例分析

【抗感染治疗】

患者中年男性，入院诊断为社区获得性肺炎，哮喘。社区获得性感染肺炎初始经验治疗中，常见的病原菌为肺炎链球菌、肺支原体、流感嗜血杆菌、肺衣原体等，用喹诺酮类药物左氧氟沙星注射液抗感染，患者诉有曲霉菌感染和哮喘史，且此次住院患者有胸闷、气促不适，生化检查：EOS 5.04×10^9/L，EOS% 45.40%，IgE 212.80 U/mL，不排除曲霉菌引起的支气管变态反应及肺部感染，用伊曲康唑注射液抗真菌。

临床药师观点：经验性抗感染合理，但伊曲康唑注射液宜第1、2天治疗，方法：每日2次，每次1 h 200 mg iv.gtt，以后改为200 mg q.d.，同时监测患者的肝肾功能。

【止咳平喘治疗】

复方甲氧那明胶囊为复方制剂，每粒胶囊中含以下成分：盐酸甲氧那明12.5 mg；那可丁7 mg；氨茶碱25 mg；马来酸氯苯那敏2 mg。盐酸甲氧那明可抑制支气管痉挛，缓解哮喘发作时的咳嗽；那可丁为外周性止咳药，可抑制咳嗽；氨茶碱可抑制支气管痉挛，还可抑制支气管黏膜肿胀，缓解哮喘发作时的咳嗽，使痰易咳出；马来酸氯苯那敏具抗组胺作用，能够抑制上呼吸道炎症引起的咳嗽。本品的配伍不仅可以减轻咽喉及支气管炎症等引起的咳嗽，而且可缓解哮喘发作时的咳嗽，有利于排痰。

孟鲁斯特钠片是一种口服的白三烯受体拮抗剂，能特异性抑制气道中的半胱氨酰白三烯受体，从而达到改善气道炎症，有效控制哮喘症状。

临床药师观点：两种药的作用有部分重复，应观察患者的喘息情况，如果不是很严重，建议停用孟鲁斯特钠片。

【抗炎治疗】

患者入院第5天诊断为变应性肉芽肿性血管炎，用泼尼松龙注射液治疗，应密切观察糖皮质激素的不良反应。

临床药师观点：泼尼松注射液20～40 mg/d或0.5 mg/(kg·d)，治疗1～3个月评估疗效，通常在治疗4～8周时症状有明显改善，则逐渐减量至维持剂量5～10 mg/d或隔日1次服用。糖皮质激素治疗时间达到1.5～2.0年。随访，定期到医院评估病情，调整激素的用量。

三、药学监护要点

（1）注意监测肝肾功能、血糖。密切观察有胃肠反应、免疫情况。

（2）服用复方甲氧那明后如出现皮疹、皮肤发红、呕吐、食欲缺乏、眩晕、排尿困难等症状时,应停止服药。

(3)泼尼松尽管保钠排钾的作用较弱,但长期大量应用同样可引起药源性皮质醇增多症、水肿、高血压、低血钾、精神异常、抵抗力降低、糖代谢异常、骨质疏松和肾上腺萎缩,用药时应监测和定期评估。

案例二

一、案例回顾

【主诉】

患者发热1个月,伴胸闷、咳嗽、咳痰1个月。

【现病史】

患者,女,60岁。1个月前无诱因下出现发热,体温38℃,伴头晕,咳嗽,咳痰,量少,白色黏液痰,无血性物质,无明显流涕、鼻塞。无头痛、恶心、呕吐,无寒战、关节痛、咽痛、胸痛、腹痛、腹泻等。发热当天于急诊科就诊,查血常规ESR提示升高,予抗菌药、止咳化痰等对症治疗后,3 d后退热,患者症状缓解。现患者为进一步明确诊断,收入院行肺穿刺。

【既往史】

平素体健,否认高血压史、糖尿病史、冠心病史等。

【社会史、家族史、过敏史】

否认社会史、家族史、过敏史。

【体格检查】

T: 36.6℃; P: 76次/min; R: 20次/min; BP: 116/65 mmHg。

胸廓对称无畸形,胸骨无压痛;双肺呼吸音清晰,未闻及干、湿啰音。HR 76次/min,律齐。

【实验室检查及其他辅助检查】

1. 实验室检查

(1)血常规: RBC 4.18×10^{12}/L, Hb 123.0 g/L, WBC 5.88×10^{9}/L, NEUT% 69.40%, BAS% 0.20%, EOS% 0.50%, Ly%

24.50%,MONO% 5.40%,PLT 191×10⁹/L。

（2）生化常规：ALT 14.8 U/L，AST 23.70 U/L，GGT 36.4 U/L，ALP 143.00 U/L，LDH 150.00 U/L，TBIL 9.50 μmol/L，DBIL 1.5 μmol/L。

（3）IBIL 8.00 μmol/L，TBA 3.0 μmol/L，TP 70.40 g/L，PA 183.80 mg/L，ALB 39.30 g/L，血清免疫球蛋白31.1 g/L，A/G 1.26。

（4）Cr 47.20 μmol/L，估算肾小球滤过率124，URIC 295.00 μmol/L，BUN 4.17 mmol/L，K⁺ 4.04 mmol/L，Na⁺ 141.00 mmol/L，Cl⁻ 106.00 mmol/L；GLU 5.65 mmol/L；TC 5.77 mmol/L，TG 2.07mmol/L。

（5）凝血酶原时间12.20 s，INR 1.0，部分凝血活酶时间27.70 s，纤维蛋白原浓度3.40 g/L，凝血酶时间16.8 s。

真菌涂片检查（样本：组织）：真菌涂片检查涂片未见真菌孢子及菌丝。一般细菌培养及鉴定（样本：组织）：一般细菌培养及鉴定48 h培养无细菌生长。

2. 其他辅助检查　2016年10月19日行胸部CT检查：双肺实变，右肺中叶实变较2016年10月14日CT范围大。主动脉和冠状动脉硬化。左下肺穿刺活检示肺组织肺泡间隔纤维性增宽，散在或灶性淋巴细胞浸润，肺泡上皮增生，考虑为间质性炎性病变可能。免疫组化结果：上皮CK（＋），CK-7（＋），TTF-1（＋），EMA（＋）。间质：Vim（＋），HMB-45（－），DES（－）；KP-1（巨噬细胞＋），特殊染色结果：PAS（－）。

【诊断】

机化性肺炎。

【用药记录】

1. 抗感染　左氧氟沙星注射液500 mg iv.gtt q.d.（d1-3）。

2. 化痰　溴己新注射液16 mg＋0.9%氯化钠注射液20 mL i.v. b.i.d.（d1-3）。

3. 抗炎　泼尼松片40 mg q.d.（d9-出院带药）。

4. 止咳、解痉　复方甲氧那明胶囊2粒 p.o. t.i.d.(d1–9)。

【药师记录】

入院第1天：患者发热1个月，伴胸闷、咳嗽、咳痰1个月，双肺实变，考虑社区获得性肺炎，予以左氧氟沙星注射液500 mg iv.gtt q.d. 抗感染，溴己新注射液16 mg＋0.9%氯化钠注射液20 mL i.v. b.i.d. 化痰。

入院第9天：左下肺穿刺活检示肺组织肺泡间隔纤维性增宽，散在或灶性淋巴细胞浸润，肺泡上皮增生，考虑为间质性炎性病变。免疫组化结果：上皮CK（＋），CK–7（＋），TTF–1（＋），EMA（＋）。间质：Vim（＋），HMB–45（－），DES（－）；KP–1（巨噬细胞＋）。特殊染色结果：PAS（－）。诊断为机化性肺炎，予以泼尼松片40 mg q.d. 抗炎，复方甲氧那明胶囊2粒 p.o. t.i.d. 止咳治疗。

出院带药：泼尼松片（40 mg p.o. q.d. ）、复方甲氧那明胶囊（2粒 p.o. t.i.d.）。

二、案例分析

【抗感染治疗】

患者老年女性，患者发热1个月，伴胸闷、咳嗽、咳痰1个月，入院诊断为社区获得性肺炎。社区获得性感染肺炎常见的病原菌为肺炎链球菌、流感嗜血杆菌、革兰氏阴性杆菌、金黄色葡糖球菌、肺支原体、肺衣原体等，用喹诺酮类左氧氟沙星抗感染。

临床药师观点：抗感染合理。

【咳嗽、咳痰治疗】

溴己新有较强的溶解黏痰的作用，可使痰中的多糖纤维素裂解稀化痰液，抑制杯状细胞和黏液腺体合成糖蛋白，使痰液中的唾液酸减少，减低痰液黏度从而有利于排出。本品尚有促进呼吸道黏膜的纤毛运动作用。

复方甲氧那明胶囊为复方制剂，每粒胶囊中含以下成分：盐酸甲氧那明12.5 mg；那可丁7 mg；氨茶碱25 mg；马来酸氯苯那敏2 mg。盐酸甲氧那明可抑制支气管痉挛，缓解哮喘发作时的咳嗽。那可丁为外周性止咳药，可抑制咳嗽。氨茶碱可抑制支气管痉挛，还可抑制支气管黏膜肿胀，缓解哮喘发作时的咳嗽，使痰易咳出。马来酸氯苯那敏具抗组胺作用，能够抑制上呼吸道炎症引起的咳嗽。本品的配伍不仅可以减轻咽喉及支气管炎症等引起的咳嗽，而且可缓解哮喘发作时的咳嗽，有利于排痰。

临床药师观点：如果患者咳痰增加，则建议停用复方甲氧那明胶囊，这样有利于痰液咳出。

【免疫抑制治疗】

患者入院第9天诊断为机化性肺炎，用泼尼松治疗，密切观察糖皮质激素的不良反应。

临床药师观点：泼尼松片初始剂量40 mg/d，待病情稳定，X线阴影不再吸收可逐渐减量，持续4～6周后每周减5 mg，待减至20 mg/d，每周减2.5 mg，如患者病情不稳定，减量更应缓慢甚至每次仅减1 mg。维持量不小于10 mg/d，疗程不应少于1年。如减量过程中病情反复，应再重新加大剂量控制病情。泼尼松还能促进蛋白质分解转变为糖，减少葡萄糖的利用，从而使血糖升高及肝糖原增加，可出现糖尿，同时增加胃液分泌，增进食欲。其水钠潴留及排钾作用比可的松小，抗炎及抗过敏作用较强，副作用较少。建议患者随访，定期到医院评估病情，调整激素的用量。

三、药学监护要点

（1）注意监测肝肾功能，密切观察胃肠反应、免疫情况。

（2）服用复方甲氧那明后如出现皮疹、皮肤发红、呕吐、食欲缺乏、眩晕、排尿困难等症状时，应停止服药。

（3）泼尼松尽管保钠排钾作用较弱，但长期大量应用同样可引起药源性皮质醇增多症、水肿、高血压、低血钾、精神异常、抵抗力降低、糖代谢异常、骨质疏松和肾上腺萎缩，监测和定期评估。

案例三

一、案例回顾

【主诉】

活动后气促5年余,再发加重1个月。

【现病史】

患者,女,67岁。5年前活动后出现明显气促,当时未予以重视。3年前上述症状进一步加重并伴有咳嗽,咳白色黏液痰,无发热、胸闷、胸痛,无恶心、呕吐等症状,遂至当地医院就诊,诊断为间质性肺炎并给予抗菌药物静脉滴注及口服药物等治疗半月余,效欠佳。出院后症状仍反复,后至松江区乐都医院就诊,给予茶碱缓释片、孟鲁司特钠片等药物长期口服治疗。于2016年5月10日至上海交通大学医学院附属仁济医院复查,胸部高分辨率CT示两肺间质性改变,伴双侧胸膜反应。纵隔多发淋巴结,部分淋巴结稍大。怀疑肺动脉高压,并给予口服药物。1个月前,上述症状进一步加重遂于2016年7月28日来我院门诊就诊,门诊给予孟鲁司特钠口服,症状缓解不明显,现为进一步诊治收住我院。

【既往史】

确诊皮肌炎3年,长期泼尼松口服(5~40 mg,量不等),同时环孢素等口服治疗,自诉控制可。

【社会史、家族史、过敏史】

否认社会史、家族史、过敏史。

【体格检查】

T:36.8℃;P:80次/min;R:18次/min;BP:131/64 mmHg。双肺呼吸稍低,双肺闻及干啰音。HR 80次/min,律齐。

【实验室检查及其他辅助检查】

1. 实验室检查

(1)血常规:WBC 11.33×10^9/L,NEUT 8.11×10^9/L,NEUT% 71.60%,BAS 0.03×10^9/L,BAS% 0.30%,EOS 0.07×10^9/L,

EOS% 0.60%，Ly 2.64×10^9/L，Ly% 23.30%，MONO 0.48×10^9/L，MONO% 4.20%。

（2）生化检查：Tn 0.18 ng/mL，pro-BNP 133 00 pg/mL，Cr 64 μmol/L。

（3）ESR 55.0 mm/h；IL-6 4.43 pg/mL；PCT检测（化学发光法）0.078 ng/mL；CRP 107.6 mg/L。

ANA＋ENA十四项：JO-1抗体阳性。

2.其他辅助检查

（1）2016年8月1日心脏超声：轻度肺动脉高压。

（2）2016年8月2日肺功能：中度混合性肺通气功能障碍；小气道功能障碍；F-V曲线呼吸下降支各段峰值下降；弥散功能重度减退；残总比值（肺呼吸未的残气量与肺总量之比）偏高；脉冲震荡功能检测无特殊。

（3）2016年8月3日胸部双源增强CT双肺间质纤维化伴牵引性支气管扩张（UIP？），纵隔内小淋巴结显示。与2014年12月8日CT相仿。

【诊断】

（1）间质性肺炎。

（2）皮肌炎。

【用药记录】

1.抗炎　泼尼松片40 mg p.o. q.d.（d1-出院带药）。

2.抗感染　左氧氟沙星注射液500 mg iv.gtt q.d.（d1-8）。

3.化痰　溴己新注射液16 mg＋0.9%氯化钠注射液250 mL iv.gtt q.d.（d1-9）。

4.抗纤维化　乙酰半胱氨酸泡腾片600 mg p.o. b.i.d.（d1-12）。

5.止咳、解痉　复方甲氧那明胶囊2粒 p.o. t.i.d.（d2-12）。

6.消炎、止痛　塞来昔布胶囊200 mg p.o. b.i.d.（d4-6）。

7.骨保护剂　阿仑膦酸钠片70 mg p.o. qw（d8-12）。

【药师记录】

入院第1天：患者病程长，有皮肌炎伴随肺间质性改变，肺间质性改变考虑为由皮肌炎引起,入院时患者咳嗽、咳痰、胸闷较明显,不排除存在感染,用泼尼松片抗炎,左氧氟沙星注射液抗感染,盐酸氨溴索注射液化痰,乙酰半胱氨酸泡腾片抗肺纤维化。

入院第2天:患者诉咳嗽,用复方甲氧那明胶囊镇咳、支气管解痉。

入院第4天:患者诉右侧胸前肋弓部有疼痛感,自觉与呼吸相关,咳嗽时加重,左侧胸腔肋弓处偶有疼痛,遂予完善双侧肋骨正侧位片,未明显异常,待周一完善胸部增强CT,用塞来昔布胶囊止痛对症处理。

入院第8天:患者有长期服用激素史且骨右侧胸前肋弓部有疼痛感,骨密度提示双侧第3、4前肋类圆形放射性浓聚区,考虑骨折可能。第7胸椎(T_7)椎体右缘、第2~4腰椎(L_{2-4})椎体放射性增高,考虑退行性变可能。阿仑膦酸钠片保护骨质。

入院第12天:患者病情稳定,咳嗽、咳痰减轻。予以出院。

出院带药:乙酰半胱氨酸泡腾片600 mg p.o. b.i.d.;阿仑膦酸钠片70 mg p.o. q.w.;复方甲氧那明胶囊2粒p.o. t.i.d. 。

二、案例分析

【抗炎治疗】

患者老年女性,诊断为皮肌炎伴肺部间质性改变,口服泼尼松片治疗。

临床药师观点:泼尼松治疗的剂量最好<1 mg/(kg·d)。一般在治疗半年后可将剂量减至初始剂量的1/2,以后再逐渐减量,一旦减为10 mg/d 时可改为隔日给药。维持时间应在2年以上。建议患者随访,及时调整糖皮质激素的用量。

【抗感染治疗】

患者入院时,咳嗽、咳痰、胸闷明显,考虑存在感染,根据老年人社区获得性感染肺炎初始经验治疗中,常见的病原菌为肺炎链球菌、流感嗜血杆菌、革兰氏阴性杆菌、金黄色葡萄球菌、肺支原体、肺衣原体等,用呼吸喹诺酮类左氧氟沙星注射液抗感染。

临床药师观点：方案选择合理,用法用量正确。

【化痰止咳治疗】

患者咳嗽、咳痰明显。复方甲氧那明胶囊为复方制剂,每粒胶囊中含以下成分：盐酸甲氧那明 12.5 mg,那可丁 7 mg,氨茶碱 25 mg,马来酸氯苯那敏 2 mg。盐酸甲氧那明可抑制支气管痉挛,缓解哮喘发作时的咳嗽。那可丁为外周性止咳药,可抑制咳嗽。氨茶碱可抑制支气管痉挛,还可抑制支气管黏膜肿胀,缓解哮喘发作时的咳嗽,使痰易咳出。马来酸氯苯那敏具抗组胺作用,能够抑制上呼吸道炎症引起的咳嗽。本品的配伍不仅可以减轻咽喉及支气管炎症等引起的咳嗽,而且可缓解哮喘发作时的咳嗽,有利于排痰。

氨溴索具有促进黏液排除作用及溶解分泌物的特性。它可促进呼吸道内黏稠分泌物的排除及减少黏液的滞留,因而显著促进排痰,改善呼吸状况。应用氨溴索治疗时,患者黏液的分泌可恢复至正常状况。咳嗽及痰量通常显著减少,呼吸道黏膜的表面活性物质因而可发挥其正常的保护功能。

临床药师观点：方案选择合理,用法用量正确。

【肺抗纤维化治疗】

N-乙酰半胱氨酸属于抗氧化剂,可在体内转化为谷胱甘肽的前体,提高谷胱甘肽水平,抑制与逆转间质纤维化程度,还可清除羟自由基与过氧化氢,保护未纤维化的肺组织。

临床药师观点：N-乙酰半胱氨酸只能保护未纤维化的肺组织,对于已经纤维化的肺组织无逆转作用。

【骨质疏松治疗】

患者肋骨、肋弓部疼痛且长期服用糖皮质激素,考虑为糖皮质激素所致的骨质疏松,阿仑膦酸钠是骨代谢调节剂,为氨基二膦酸盐,与骨内羟基磷灰石有强亲和力。其能进入骨基质羟基磷灰石晶体中,当破骨细胞溶解晶体时药物被释放,能抑制破骨细胞活性,并通过成骨细胞间接抑制骨吸收。其特点是抗骨吸收活性强,无骨矿化抑制作用。

临床药师观点：阿仑膦酸钠片宜在早餐前服用。

三、药学监护要点

（1）监测肝肾功能。

（2）阿仑膦酸钠片为1周1次70 mg，不要漏服或多服，餐前服用。

（3）乙酰半胱氨酸泡腾片口服偶尔可发生恶心、呕吐、上腹部不适、腹泻、咳嗽等不良反应。

（4）服用复方甲氧那明胶囊，有时可引起困倦，故注意摔伤。

案例四

一、案例回顾

【主诉】

反复胸闷伴流涕不适3月余。

【现病史】

患者，女，65岁。3个月前无明显诱因下出现胸闷不适，自觉吸气困难，伴鼻塞及流鼻涕，鼻涕清亮，无咳嗽、咳痰，无发热，无胸痛等不适，上述症状反复发作，遂至我院就诊查胸部CT示双肺间质性肺炎，较2016年8月26日CT范围增大、密度增高。心脏增大。肺功能示弥散功能中度减退。予布地奈德吸入剂及美敏伪麻溶液等治疗，患者诉上述症状无明显好转，仍有反复发作，现为进一步诊治收治入院。追问病史患者既往有间质性肺炎病，类风湿关节炎病史1年，未正规治疗，高血压病史2～3年，长期口服苯磺酸左旋氨氯地平控制血压，自诉血压控制可。

【既往史】

间质性肺炎、类风湿关节炎、高血压病史。

【社会史、家族史、过敏史】

否认社会史、家族史、过敏史。

【体格检查】

T：37.1℃；P：80次/min；R：18次/min；BP：120/80 mmHg。

双肺呼吸音粗,背部可闻及吸气末湿啰音。HR 80次/min,律齐。

【实验室检查及其他辅助检查】

1. 实验室检查

(1)血细胞分析:WBC 5.15×10^9/L,NEUT% 59.40%,BAS 0.02×10^9/L,BAS% 0.40%,EOS 0.04×10^9/L,EOS% 0.70%,Ly 1.80×10^9/L,Ly% 35.00%。

(2)ESR测定:15.0 mm/h。

(3)免疫球蛋白补体组套:IgA 1.83 g/L,IgE 39.88 U/mL,IgG 14.09 g/L,IgM 0.72 g/L,补体C_3 0.74 g/L,补体C_4 0.16 g/L,CH 5056.60 U/mL。

(4)类风湿因子:25.5 U/mL。

(5)ANA＋ENA十四项:抗核抗体1:100阳性。

2. 其他辅助检查 2017年2月27日胸部CT示双肺间质性肺纤维化,较2016年8月26日CT范围增大、密度增高。心脏增大。肺功能示弥散功能中度减退。

【诊断】

(1)间质性肺纤维化。

(2)类风湿关节炎。

(3)原发性高血压。

【用药记录】

1. 抗炎 泼尼松片40 mg p.o. b.i.d.(d1-11)。

2. 降血压 苯磺酸氨氯地平片2.5 mg p.o. q.d.(d1-11)。

3. 抗肺纤维化 乙酰半胱氨酸泡腾片600 mg p.o. b.i.d.(d2-11)。

4. 抑制胃酸 雷贝拉唑肠溶片20 mg p.o. q.d.(d5-11)。

【药师记录】

入院第1天:患者反复胸闷伴流涕不适3月余。诊断为类风湿关节炎伴肺间质性纤维化,原发性高血压。泼尼松片抗关节炎、减少肺泡渗出,苯磺酸氨氯地平片降低血压。

入院第2天：抗核抗体1：100阳性，类风湿因子25.5 U/mL；乙酰半胱氨酸泡腾片（600 mg p.o. b.i.d.）抗肺间质纤维化。

入院第5天：患者诉反酸、胃部不适，予以雷贝拉唑肠溶片抑制胃酸。

入院第11天：患者病情稳定，无胸闷、流涕，办理出院。

出院带药：泼尼松片 40 mg p.o. b.i.d.，乙酰半胱氨酸泡腾片 600 mg p.o. b.i.d.。

二、案例分析

【抗炎治疗】

患者为老年女性，诊断为类风湿关节炎伴间质性肺纤维化，泼尼松具有抗炎及抗过敏作用，能抑制结缔组织的增生，降低毛细血管壁和细胞膜的通透性，减少炎性渗出，并能抑制组胺及其他毒性物质的形成与释放。

临床药师观点：泼尼松片初始剂量为 40 mg/d，待病情稳定，X线阴影不再吸收便可逐渐减量，持续 4～6 周后每周减 5 mg，待减至 20 mg/d，每周减 2.5 mg，如患者感病情不稳定，减量更应缓慢甚至每次仅减 1 mg。维持量不小于 10 mg/d，疗程不应少于 1 年。如减量过程中病情反复，应再重新加大剂量控制病情。泼尼松还能促进蛋白质分解转变为糖，减少葡萄糖的利用。因而使血糖增高及肝糖原增加，可出现糖尿，同时增加胃液分泌，增进食欲。其水钠潴留及排钾作用比可的松小，抗炎及抗过敏作用较强，副作用较少。建议患者随访，及时调整糖皮质激素的用量。

【抗肺纤维化治疗】

N-乙酰半胱氨酸属于抗氧化剂，可在体内转化为谷胱甘肽的前体，提高谷胱甘肽水平，抑制与逆转肺间质纤维化程度，还可清除羟自由基与过氧化氢，保护未纤维化的肺组织。

临床药师观点：N-乙酰半胱氨酸只能保护未纤维化的肺组织，对于已经纤维化的肺组织无逆转作用。

【抑制胃酸治疗】

雷贝拉唑为苯并咪唑类化合物,是第二代质子泵抑制剂,通过特异性地抑制胃壁细胞 H^+-K^+-ATP 酶系统而阻断胃酸分泌的最后步骤。该作用呈剂量依赖性,并可使基础胃酸分泌和刺激状态下的胃酸分泌均受抑制。本品对胆碱、组胺和 H_2 受体无拮抗作用。

临床药师观点:本品不能咀嚼或压碎服用,应整粒吞服,应在早晨、餐前服用,尽管用药时间及摄食对雷贝拉唑钠药效无影响。

三、药学监护要点

(1)监测肝肾功能。

(2)监测糖皮质激素引起的血糖变化,长期服用应该定期评估患者的免疫力和骨质情况。

(3)雷贝拉唑肠溶片最常见的不良反应有头痛、腹泻和恶心。其他的不良反应有鼻炎、腹痛、虚弱、胃肠胀气、咽炎、呕吐、非特异性的疼痛或背痛、头晕、流感症状、感染性咳嗽、便秘和失眠。

(4)乙酰半胱氨酸可引起呛咳、支气管痉挛、恶心、呕吐等反应,减量即可缓解或停药。支气管痉挛可用异丙肾上腺素缓解。

案例五

一、案例回顾

【主诉】

咳嗽伴夜间阵发性寒战、出冷汗3月余。

【现病史】

患者,女,82岁。自2016年3月17日无明显诱因下出现夜间阵发性寒战、出冷汗,白天好转,但自觉有头晕、四肢乏力,无发热、胸闷、胸痛、咳嗽、咳痰,无恶心、呕吐等不适症状,当地就诊,服用中药调理(具体不详),效果欠佳。2016年5月于当地医院就诊,具体诊疗情况不详,患者自诉效果欠佳。为进一步诊治,于2016年6月22日来我院,门诊血常规提示 EOS 异常增多,现为进一步查因收入院。

【既往史】

手部骨折手术史,眼部白内障手术史,腿部静脉曲张手术史。

【社会史、家族史、过敏史】

否认社会史、家族史、过敏史。

【体格检查】

T:37.3℃;P:70次/min;R:16次/min;BP:126/70 mmHg。

双肺呼吸音清晰,未闻及干、湿啰音。HR 70次/min,律齐。

【实验室检查及其他辅助检查】

1. 实验室检查

(1) 血常规:WBC $9.04 \times 10^9/L$,NEUT $2.71 \times 10^9/L$,NEUT% 30.00%,BAS $0.03 \times 10^9/L$,BAS% 0.30%,EOS $1.56 \times 10^9/L$,EOS% 17.30%,Ly $4.22 \times 10^9/L$,Ly% .46.70%。

(2)ESR:80.0 mm/h。

(3)IL-6:2.20 pg/mL。

(4)CRP:3.3 mg/L。

(5)内毒素鲎试剂定量测定 0.014 EU/mL。

(6)PCT检测 0.035 ng/mL。

(7) 免疫球蛋白补体组套:IgA 2.44 g/L,IgE 225.98 U/mL,IgG 16.03 g/L,IgM 0.78 g/L,补体C_3 0.83 g/L,补体C_4 0.08 g/L,CH50 59.20 U/mL。

(8)变应原综合19项:户尘螨0、屋尘0、桑树0、猫毛皮屑0、狗毛皮屑0、蟑螂0、苋0、鸡蛋白0、牛奶0、虾0、牛肉0、贝0、蟹0、芒果0、腰果0、菠萝0、真菌组合(点菌/分枝杆菌/烟曲霉菌/交链孢菌)0、矮豚草/蒿/葎草/藜0、柏/榆/柳/栎/桦/枫/胡桃/梧桐/杨0。

2. 其他辅助检查

(1)心电图:① 窦性心律;② 左室肥大伴ST-T改变;③ Q-T延长。

(2)肺通气功能试验:肺通气功能正常,小气道功能正常,

F–V曲线正常。IOS强迫震荡肺功能检测：各阻力均正常。支气管激发试验阴性。

（3）肺泡灌洗液：EOS% 20%。

（4）胸部CT：右肺中叶磨玻璃阴影，周边少许渗出。

【诊断】

肺EOS增多型肺炎。

【用药记录】

1. 抗炎　甲泼尼龙片10 mg p.o. b.i.d.（d1–8）。

2. 抗组胺　盐酸西替利嗪片10 mg p.o. q.n.（d1–8）。

3. 白三烯受体拮抗剂　孟鲁斯特钠片10 mg p.o. q.d.（d1–8）。

【药师记录】

入院第1天：患者病程长，咳嗽伴夜间阵发寒战、出冷汗3月余，门诊血常规提示EOS异常，入院诊断为肺EOS增多型肺炎。给予甲泼尼龙片抗炎，盐酸西替利嗪片抗组胺。

入院第3天：肺泡灌洗液中EOS% 20%。

入院第8天：患者病情稳定，未发热，咳嗽减轻，办理出院。

出院带药：甲泼尼龙片10 mg p.o. b.i.d.；盐酸西替利嗪片10 mg p.o. q.n.。

二、案例分析

【抗炎治疗】

患者老年女性，诊断为肺EOS增多型肺炎，EOS浸润肺部，可引起肺部的炎性渗出，甲泼尼龙抑制EOS浸润肺部，减少渗出。

临床药师观点：《嗜酸粒细胞增多症诊断与治疗中国专家共识（2017年版）》推荐首选静脉输注甲泼尼龙1 mg/（kg·d）或口服泼尼松0.5～1 mg/（kg·d），如果EOS极度增多，应同时给予别嘌呤醇。1～2周后逐渐缓慢减量，2～3个月减量至最少维持剂量。建议患者随访，及时调整糖皮质激素的用量。

【抗组胺、白三烯治疗】

组胺受体拮抗剂西替利嗪和白三烯受体拮抗剂孟鲁斯特钠

能减轻气道炎症,缓解咳嗽,减轻炎症反应。

临床药师观点:该患者的抗炎药物应用了3种,虽然每种药物作用机制不同,联合应用可以迅速缓解患者的症状,但是过多联用也会增加一些潜在风险,增加患者经济负担,因此建议可以适当减少应用种类数。

三、药学监护要点

(1)注意监测肝肾功能。

(2)盐酸西替利嗪片可有困倦、嗜睡、头痛、眩晕、激动、口干及胃肠道不适等不良反应,最好晚上服用。

(3)甲泼尼龙尽管保钠、排钾作用较弱,但长期大量应用同样可引起药源性皮质醇增多症、水肿、高血压、低血钾、精神异常、抵抗力降低、糖代谢异常、骨质疏松和肾上腺萎缩,监测和定期评估。

第三节　主要治疗药物

一、常用治疗方案

大多间质性肺部疾病都与自身免疫力有关,治疗药物主要为免疫抑制剂(如糖皮质激素等)。皮质激素慢性型药物如泼尼松常规起始剂量为30~40 mg/d,待病情稳定,X线阴影不再吸收可逐渐减量,持续4~6周后每次减5 mg,待减至20 mg/d,每次减2.5 mg,如患者感病情不稳定,减量更应缓慢甚至每次仅减1 mg;维持量不小于10 mg/d,疗程不应少于1年;如减量过程中病情反复,应再重新加大剂量控制病情,仍然有效;如病情需要,可终身服用。

二、主要治疗药物

主要治疗药物见表7-4。

表7-4　主要治疗药物

名称	适 应 证	用法用量	禁 忌 证	注 意 事 项
泼尼松片	主要用于过敏性与自身免疫性炎症性疾病,适用于结缔组织病、系统	口服。一般每次5~10 mg,每日剂量为10~60 mg。必要时酌量	对本品及肾上腺皮质激素类药物有过敏史患者禁用。高血	糖尿病、骨质疏松、肝硬化、肾功能不良、甲状腺功能减退患者慎用。有细菌、真菌、病毒感染者,应在应用

名称	适 应 证	用法用量	禁 忌 证	注 意 事 项
泼尼松片	性红斑狼疮、严重的哮喘、皮肌炎、血管炎等过敏性疾病，急性白血病，恶性淋巴瘤和其他肾上腺皮质激素类药物的病症等	增减，由医师决定	压、血栓、胃与十二指肠溃疡、精神病、电解质代谢异常、心肌梗死、内脏手术、青光眼等患者一般不宜使用，特殊情况下权衡利弊，注意病情恶化的可能	足量敏感抗生素的同时谨慎使用
硫唑嘌呤片	(1) 急慢性白血病，对慢性粒细胞型白血病近期疗效较好，作用快，但缓解期短 (2) 后天性溶血性贫血，特发性血小板减少性紫癜，系统性红斑狼疮 (3) 慢性类风湿关节炎、慢性活动性肝炎(与自体免疫有关的肝炎)、原发性胆汁性肝硬变 (4) 甲亢、重症肌无力 (5) 其他：慢性非特异性溃疡性结肠炎、节段性肠炎、多发性	(1) 口服，每日1.5～4 mg/kg，每日1次或分次口服 (2) 异体移植，每日2～5 mg/kg，每日1次或分次服 (3) 白血病，每日1.5～3 mg/kg分次服或每日1次	本品过敏者禁用。孕妇慎用	致肝功能损害，故肝功能差者忌用，亦可发生皮疹，偶致肌肉萎缩，用药期间严格检查血象

名称	适 应 证	用法用量	禁 忌 证	注 意 事 项
硫唑嘌呤片	神经根炎、狼疮性肾炎、增殖性肾炎、Wegener肉芽肿等			
吡非尼酮胶囊	用于轻到中度特发性肺纤维化。本品适用于确诊或疑似特发性肺纤维化的治疗。临床研究证实，本品可以抑制特发性肺纤维化患者肺功能的下降，改善特发性肺纤维化患者生活治疗，延长特发性肺纤维化患者的生存时间	本品按剂量递增原则逐渐增加用量，因空腹服用本品时，吡非尼酮在血液中的浓度会明显升高，很可能会出现副作用，因而餐后服用为宜，本品的初始用量为每次200 mg，每日3次，希望能在2周内，通过每次增加200 mg剂量，最后将本品用量维持在每次600 mg（每日1 800 mg）；应密切观察患者用药耐受情况，若出现明显胃肠道症状、对日光或紫外线灯的皮肤反应、肝功能酶学指标	哺乳期妇女禁用，孕妇慎用。未满8岁的婴幼儿童禁用，哮喘危象、严重心血管疾病患者禁用	服用本品后出现皮疹、发红、呕吐、食欲缺乏、眩晕、排尿困难等症状时，应停止服药并请教医师。有心脏疾患、高血压或高龄者，青光眼、甲亢、排尿困难者及正在接受治疗者需遵医嘱服用。服用本品后可引起困倦，故不要驾驶或操作机械。发热中的儿童及有痉挛史的儿童应在医师指导下服用本品

名称	适 应 证	用 法 用 量	禁 忌 证	注 意 事 项
吡非尼酮胶囊		的显著改变和体重减轻等现象时,可根据临床症状减少用量或者停止用药,在症状减轻后,可再逐步增加给药量,最好将维持用量调整在每次400 mg(每日1 200 mg)以上		
环磷酰胺	本品作为免疫抑制药,用于各种自身免疫性疾病,如严重类风湿关节炎、系统性红斑狼疮、儿童肾病综合征、多发性肉芽肿、天疱疮及溃疡性结肠炎、特发性血小板减少性紫癜等。也用于器官移植时抗排斥反应,通常与泼尼松、抗淋巴细胞GLO合用	常规剂量:口服给药为每日2~3 mg/kg,顿服,维持剂量减半。静脉滴注为100~200 mg/次,q.d.或q.o.d.,连用4~6周	对本药过敏者、孕妇、哺乳期妇女禁用	(1)本药注射剂稀释后不稳定,应于2~3 h使用。静脉给药时,注意勿漏出血管外(2)为预防肾毒性,患者用药时需大量饮水,必要时静脉补液,以保证足够的液体输入量和尿量,也可给予尿路保护剂(如美司钠)。为预防白血病及淋巴瘤患者出现高尿酸血疮肾病,可大量补液、碱化尿液和(或)给予别嘌醇。为预防水中毒,可同时给予呋塞米(3)抗痛风药(如别嘌醇、秋水仙碱、丙磺舒等)与本药同用时,应调整抗痛风药的剂量,使高尿酸血

（续表）

名称	适应证	用法用量	禁忌证	注意事项
环磷酰胺				症与痛风得到控制 (4) 用药期间需定期检查血常规、尿常规、肝肾功能
乙酰半胱氨酸泡腾片	用于治疗分泌大量浓稠痰液的COPD,慢性支气管炎、肺气肿等慢性呼吸系统感染	成人每日1～2次,每次1片(600 mg),以温开水(≤40℃)溶解后服用	对乙酰半胱氨酸过敏者禁用;因本品含有甜味剂阿司巴甜,所以苯丙酮酸尿毒症患者禁用;有消化性溃疡病史者和哮喘重症患者慎用	开水冲服会影响疗效,应以温开水冲服(≤40℃);应用本品时应临时溶解,一次性服完;肝功能不全患者本品血药浓度增高、消除$t_{1/2}$延长,应适当减量

第四节　案例评述

一、临床药学监护要点

(一) 抗炎和抗纤维化治疗

1. 适应证的审核　间质性肺疾病的临床诊断,需要临床、放射和病理科医师密切合作,根据所获得"临床-影像-病理"的完整资料,结合相关辅助检查结果,对特发性肺纤维化进行诊断和鉴别诊断,从而及时脱离或避免致病因素的影响,进一步评估疾病严重程度,制订抗炎或抗纤维化治疗的策略和管理目标。

2. 禁忌证的审核

(1)糖皮质激素:使用禁忌及注意事项见表7-5。

表7-5　糖皮质激素使用禁忌及注意事项

	尽量避免使用	慎重使用
糖皮质激素	对糖皮质激素类药物过敏 有严重精神病史 癫痫 活动性消化性溃疡 新近胃肠吻合术后 骨折或严重骨质疏松 创伤修复期 单纯疱疹性角、结膜炎及溃疡性角膜炎、角膜溃疡 严重高血压 严重糖尿病	库欣综合征 有精神病倾向 重症肌无力 消化性溃疡病 肠道疾病或慢性营养不良 较严重的骨质疏松 近期手术后的患者 青光眼 高血压 糖尿病 感染性疾患必须与有效的抗生

	尽量避免使用	慎重使用
糖皮质激素	未能控制的感染（如水痘、真菌感染） 活动性肺结核 妊娠初期及产褥期 寻常型银屑病	素合用 病毒性感染 妊娠及哺乳期妇女 儿童 急性心力衰竭 动脉粥样硬化 高脂蛋白血症

　　但是，若必须用糖皮质激素类药物才能控制疾病，挽救患者生命时，如果合并上述情况，可在积极治疗原发疾病、严密监测上述病情变化的同时，慎重使用糖皮质激素类药物。

　　（2）吗替麦考酚酯：① 对吗替麦考酚酯、麦考酚酸或药物中的其他成分（如聚山梨酯80）过敏的患者禁用。② 严重活动性消化性疾病、骨髓抑制、伴次黄嘌呤单核苷酸脱氢酶（IMPDH）遗传缺陷、严重肝肾功能不全、严重心功能不全患者慎用。

　　（3）克拉霉素：① 对该类药物过敏者，心脏病（如心律失常、心动过缓、Q-T间期延长、缺血性心脏病、充血性心力衰竭等）患者，严重肝功能损害者，水电解质紊乱者，妊娠及哺乳期患者禁用。② 肝功能损害者、中至重度肾功能不全者、重症肌无力者慎用。

　　（4）吡非尼酮：① 对该类药物过敏的患者禁用，妊娠及哺乳期患者禁用，重度肝病患者禁用，患有严重的肾病或需透析治疗者禁用，需同时服用氟伏沙明者（一种治疗抑郁症或强迫性精神障碍的药物）禁用。② 轻中度肝功能不全患者慎用，高龄患者慎用，重度特发性肺间质纤维化患者慎用。

　　3. 治疗方案的选择　　根据间质性肺疾病临床诊断路径判断疾病类别后，可考虑以抗炎或抗纤维化为主的治疗方案。抗炎药物主要选择14、15元环大环内酯类药物、糖皮质激素、免疫抑制剂、细胞毒药物等。对于激素治疗效果不明显的患者，即其在激素减量中、较高剂量时病情反复,激素停药后疾病复发等情况的患者,可选择单独或联合使用免疫抑制剂、细胞毒药物、生物制剂等替代治疗方案。抗纤维化药物主要选择吡非尼酮、尼达尼布。

4. 给药剂量和给药途径的确定

(1)给药剂量

1)间质性肺疾病(普通型间质性肺炎/特发性肺纤维化):吡非尼酮按剂量递增原则逐渐增加用量,初始用量为每次200 mg,每日3次,餐后服用;希望能在2周的时间内,通过每次增加200 mg剂量,最后将用量维持在每次600 mg(每日1 800 mg);服药期间应密切观察患者用药耐受情况,若出现明显胃肠道症状、对日光或紫外线灯的皮肤反应、肝功能酶学指标的显著改变和体重减轻等现象时,可根据临床症状减少用量或停止用药,在症状减轻后,可再逐步增加给药量,最好将维持用量调整在每次400 mg(每日1 200 mg)以上。

目前,不推荐使用以下药物或治疗方案:泼尼松联合硫唑嘌呤和N-乙酰半胱氨酸、糖皮质激素联合免疫抑制剂、糖皮质激素、秋水仙碱、免疫抑制剂、γ干扰素-1b及抗凝药物(华法林)、西地那非、波生坦和马西替坦、伊马替尼等。

2)机化性肺炎:对快速进展或出现呼吸衰竭的机化性肺炎患者,建议初始甲泼尼龙500～1 000 mg iv.gtt 3～5 d,后改口服激素治疗。对有症状伴肺功能中至重度异常的机化性肺炎患者,建议起始剂量为泼尼松0.75～1 mg/(kg·d)到最大100 mg/d(或等效剂量甲泼尼龙或泼尼松龙),早上顿服或分3次口服,多数机化性肺炎患者对泼尼松60 mg/d反应良好,对初始全身激素治疗无反应或快速进展患者建议加用免疫抑制剂。此外,还有使用克拉霉素500 mg,2次/d的文献报道。

3)变应性肉芽肿性血管炎(结节病):首选OCS治疗,参考初始剂量为泼尼松(或等效剂量甲泼尼龙或泼尼松龙)20～40 mg/d或0.5mg/(kg·d),治疗1～3个月评估疗效,通常在治疗

4～8周时症状有明显改善,则逐渐减量至维持剂量5～10 mg/d或隔日1次服用。免疫抑制剂及细胞毒药物作为结节病治疗的二线用药,主要用于对激素治疗后无效;激素减量困难;或不能耐受激素副作用,多次激素治疗停药后复发的慢性患者。氨甲蝶呤常用剂量为每周1次,10～15 mg口服,疗程为3～6个月,疗效为60%～80%;硫唑嘌呤剂量为每日50～200 mg,分2次口服,疗程为3个月,疗效为50%～80%。此外,还可选择羟氯喹、来氟米特、吗替麦考酚酯、抗TNF-α活性药等。生物制剂如英夫利昔单抗、阿达木单抗可作为结节病治疗的三线用药,用于难治性结节病患者治疗。

4)EOS增多症(EOS性肺病):急性期当有严重或致命性器官受累,特别是心脏和肺,应进行紧急处理。首选静脉输注甲泼尼龙60～125 mg/6h,症状通常在24～48 h时显著改善,症状缓解后泼尼松每日为40～60 mg,几周后缓慢减量至停药。最佳疗程目前尚不肯定,一般认为是2～12周。《嗜酸粒细胞增多症诊断与治疗中国专家共识(2017年版)》推荐首选静脉输注甲泼尼龙1 mg/(kg·d)或口服泼尼松0.5～1 mg/(kg·d),如果EOS极度增多,应同时给予别嘌呤醇。1～2周后逐渐缓慢减量,2～3个月减量至最少维持剂量。

慢性期泼尼松初始剂量为30～40 mg/d,待症状好转后激素逐渐减量。但超过50%的患者停用激素后可复发,近年有报道对反复发作者,应用吸入型激素有一定疗效。

5)其他:其他间质性肺疾病如EOS性肺病(特发性EOS增多症、变应性支气管肺曲霉病等)、弥漫性泛细支气管炎、特发性间质性肺炎等,可参考《嗜酸粒细胞增多症诊断与治疗中国专家共识(2017年版)》《变应性支气管肺曲霉病诊治专家共识》《大环内酯类药物的抗菌外作用与临床应用专家共识》《实用间质性肺疾病(第2版)》《糖皮质激素类药物临床应用指导原则》等的建议。

(2)给药途径:首选口服药物。急性期或重症患者初始治疗应予静脉给药,以确保药效;病情好转能口服时应及早转为口服给药。

5. 给药疗程的确定

(1)间质性肺疾病(普通型间质性肺炎/特发性肺纤维化):服用吡非尼酮期间,应定期(3~6个月)检查肺功能。*NICE Guidance on Pirfenidone for Treating Idiopathic Pulmonary Fibrosis* 建议(NICE指英国国立健康与临床优化研究所),如果患者肺功能在1年的治疗时间内,较基线时降低了10%或更多,应停止其吡非尼酮治疗。

(2)机化性肺炎:初始剂量维持1~3个月,对病情和疗效进行评估,逐渐减量至维持剂量,一般疗程为6~12个月。Epler等建议初始口服泼尼松0.5~1 mg/(kg·d)或60 mg/d,维持1~3个月,初期症状好转后逐渐减量至20~40 mg/d,后可隔日20~40 mg,疗程为1年。停用激素或减量,复发较常见,可导致疗程延长。治疗过程中应注意激素的不良反应。

(3)变应性肉芽肿性血管炎:激素疗程最少持续12~18个月,不推荐超过2年的疗程。治疗结束后,对患者应当随访,防止复发。但一些患者需要更长期小剂量(5~10 mg/d)维持治疗,防止复发。

(4)EOS增多症(EOS性肺病):慢性期患者大多数需长期应用激素治疗。

(二)对因及对症治疗

1. 祛痰治疗 两种不同方式促进痰液排出的祛痰药的分类。

(1)痰液稀释药:增加痰液中的水分含量,使痰液稀释。

(2)黏痰溶解药:促进黏痰中黏蛋白裂解,使痰液黏度减低而容易排出,包括黏痰溶解剂及黏液调节剂。① 黏痰溶解剂主要为乙酰半胱氨酸。其分子中所含的巯基能使痰液中糖蛋白多肽链的二硫键断裂,从而降低痰液的黏滞性,使痰液易咳出;还能使脓性痰液中的DNA纤维断裂,因此不仅能溶解白色黏痰,也能溶解脓性痰。乙酰半胱氨酸还可以在体内转化为谷胱甘肽前体,间接提高肺上皮细胞衬液中谷胱甘肽水平,从而起到抗氧化作用,在COPD、特发性肺纤维化等呼吸系统疾病中发挥辅助治疗的作用。此外,裂解二硫键的药物还有厄多司坦。② 黏液调节剂主要为溴己新、氨溴索。它们主要作用于气管、支气管的黏液产生细胞,促使其分泌黏滞性低的分泌物,使呼吸道分泌液的流变性恢复正常,痰液由黏变稀,易于咳出。

2. 镇咳治疗　复方甲氧那明主要成分为盐酸甲氧那明、那可丁、氨茶碱、马来酸氯苯那敏。盐酸甲氧那明可抑制支气管痉挛,缓解哮喘发作时的咳嗽;那可丁为外周性止咳药,可抑制肺牵张反射引起的咳嗽,兼具兴奋呼吸中枢作用,镇咳作用一般持续4 h,无成瘾性;氨茶碱可抑制支气管痉挛,还可抑制支气管黏膜肿胀,缓解哮喘发作时的咳嗽,使痰易咳出;马来酸氯苯那敏具抗组胺作用,能够抑制上呼吸道炎症引起的咳嗽。此配伍不仅可以减轻咽喉及支气管炎症等引起的咳嗽,而且可缓解哮喘发作时的咳嗽,有利于排痰。

3. 平喘治疗　平喘药主要涉及磷酸二酯酶抑制药(二羟丙茶碱)、过敏介质阻释药(孟鲁司特钠)、肾上腺皮质激素和肾上腺素受体激动药(布地奈德福莫特罗粉吸入剂)。

4. 抗酸治疗　慢性微吸入包括胃食管反流在内是继发气道和肺脏炎症的危险因素,应用抗酸药物(包括质子泵抑制剂或组胺2受体拮抗剂)可降低胃食管反流相关肺损伤的风险。质子泵抑制剂主要为奥美拉唑、雷贝拉唑、泮托拉唑等。

二、常见用药错误归纳与要点

(一)治疗方案不规范

患者应用祛痰药溴己新16 mg＋0.9%氯化钠注射剂250 mL i.v.gtt q.d.;16 mg＋0.9%氯化钠注射剂20 mL i.v. b.i.d.。说明书中规定该药用法用量为每次4 mg,每日8～12 mg。iv.gtt时用葡萄糖注射液稀释后使用。案例中该药用法用量不符合药品说明书规定的内容,建议按照说明书推荐的用法用量使用药物。

(二)药物相互作用未重视

复方甲氧那明是复方制剂,每粒含有氨茶碱25 mg,与二羟丙茶碱同时使用,增加茶碱积蓄中毒的风险,应予以监护。

左氧氟沙星、克拉霉素与茶碱存在药物相互作用,增加茶碱积蓄中毒的风险,应予以监护。

伊曲康唑与甲泼尼龙存在药物相互作用,伊曲康唑可能通过抑制CYP3A4而显著减慢甲泼尼龙的代谢清除过程,升高甲泼尼龙的血药浓度并加强其肾上腺抑制作用,应予以监护。

第五节　规范化药学监护路径

　　间质性肺疾病是以肺泡壁为主要病变所引起的一组疾病群，是以弥漫性肺实质、肺泡炎和间质纤维化为病理基本改变，以活动性呼吸困难、胸部X线示弥漫阴影、限制性通气障碍、弥散功能降低和低氧血症为临床表现的不同类疾病群构成的临床病理实体的总称。间质性肺疾病可呈急性、亚急性及慢性经过。急性期以损伤或炎症病变为主，慢性期以纤维化病变为主。肺实质指各级支气管和肺泡结构。因此，为了使抗感染和对症治疗达到最佳效果，并确保患者用药安全，临床药师要按照个体化治疗的要求，依据规范化药学监护路径，开展具体的药学监护工作（表7-6）。

表7-6　间质性肺疾病药学监护路径

适用对象：第一诊断间质性肺疾病

患者姓名：＿＿＿＿　性别：＿＿＿＿　年龄：＿＿＿＿

门诊号：＿＿＿＿　住院号：＿＿＿＿

住院日期：＿＿年＿＿月＿＿日

出院日期：＿＿年＿＿月＿＿日

标准住院：10 d内

时间	住院第1天	住院第48～72小时	维持阶段	出院日
主要诊疗工作	□ 药学问诊(附录1) □ 完善药学评估(附录2)	□ 疗效评价(患者的呼吸情况、感染的控制情况)	□ 医嘱审核 □ 疗效评价 □ 不良反应监测	□ 药学查房 □ 完成药历书写 □ 出院用药教育

(续表)

时间	住院第1天	住院第48～72小时	维持阶段	出院日
主要诊疗工作	□ 初始治疗方案分析 (根据患者的病史、用药史及疾病的严重程度,判断是否为继发感染,给予治疗) □ 制订监护计划 从有效性、安全性及患者用药依从性分别监护	□ 药历书写(附录3)	□ 用药注意事项	
重点监护内容	**初始评估** □ 一般患者信息 □ 药物重整信息 □ 药物相互作用审查 □ 既往病史评估 □ 用药安全性评估 □ 用药依从性评估	**疗效评估** □ 治疗效果评估 □ 患者体温、检查指标、影像学及呼吸道症状是否改善 □ 药物安全性监护 □ 用药依从性监护	**病情观察** □ 参加医师查房,注意病情变化 □ 药学查房,观察患者药物反应,检查药物治疗相关问题 □ 查看检查、检验报告指标变化 □ 检查患者服药情况 □ 药师记录 **监测指标** □ 呼吸道症状 □ 体温 □ 血常规 □ ESR □ CRP、PCT等感染指标	**治疗评估** □ 治疗效果总体评价 **出院教育** □ 正确用药 □ 患者自我管理 □ 定期门诊随访
病情变异记录	□ 无 □ 有,原因: 1. 2.	□ 无 □ 有,原因: 1. 2.	□ 无 □ 有,原因: 1. 2.	□ 无 □ 有,原因: 1. 2.
药师签名				

张明 康雷

主要参考文献

蔡后荣,张湘燕,李惠萍,等.实用间质性肺疾病.2版.北京:人民卫生出版社,2016:4.

顾永丽,叶晓芬,金美玲,等.临床药师参与治疗1例马尔尼菲青霉菌肺部感染.上海医药,2016,37(13)71-73.

林江涛,张永明,王长征,等.大环内酯类药物的抗菌外作用与临床应用专家共识.中华内科杂志,2017,(7):546-557.

桑福德.热病——桑福德抗微生物治疗指南(新译第46版).范洪伟,吕玮,王焕玲,等,译.北京:中国协和医科大学出版社,2017:121.

中华人民共和国卫生部.糖皮质激素类药物临床应用指导原则.中华内分泌代谢杂志,2012,(2):171-202.

中华人民共和国卫生部医政司,卫生部合理用药专家委员会.国家抗微生物治疗指南.北京:人民卫生出版社,2013:1-30.

中华医学会呼吸病学分会.中国成人社区获得性肺炎诊断和治疗指南(2016年版).中华结核和呼吸杂志,2016,(4):253-279.

中华医学会呼吸病学分会哮喘学组.变应性支气管肺霉病诊治专家共识.中华医学杂志,2017,(34):2650-2656.

中华医学会心血管病学分会,中华心血管病杂志编辑委员会.中国心力衰竭诊断和治疗指南2014.中华心血管病杂志,2014,(2):98-122.

中华医学会血液学分会白血病淋巴瘤学组.嗜酸粒细胞增多

症诊断与治疗中国专家共识（2017年版）. 中华血液学杂志, 2017, (7): 561-565.

LANDELLS L J, NAIDOO B, ROBERTSON J, et al. NICE guidance on pirfenidone for treating idiopathic pulmonary fibrosis. Lancet Respir Med, 2013, (3): 191-192.

TRAVIS W D, COSTABEL U, HANSELL D M, et al. An Official American Thoracic Society/European Respiratory Society Statement: Update of the International Multidisciplinary Classification of the Idiopathic Interstitial Pneumonias. American Journal of Respiratory and Critical Care Medicine, 2013, 188(6): 733-748.

附　录

附录1 药学问诊

年　　龄		职　　业		工作内容、工作环境	
家族史					
个人史生活习惯	吸烟	是	否	吸烟（　）年,一日（　）支/包,现在依旧吸烟?	
	饮酒	是	否		
	运动		睡眠	胃口	
既往病史	高血压（　） 糖尿病（　） 脂肪肝（　） 心脏（　） 消化道（　）		用药史 输血史		用药效果 依从性
食物过敏			药物过敏 不良反应	持续多久（　） 处理（　）	
本次发病情况	原因、出现时间		咳嗽（频率）	痰（颜色、量、血）	
	体温		其他症状:(气急、胸闷、头痛、头晕等)		
外院治疗	检查			药物	
治疗效果	好转	无效			
入院以来治疗效果	检查			药物	
	睡眠		胃口	大小便是否正常	
治疗效果			不良反应:		
体重改变情况:			建议	结束语	

附录2　药学评估

基本资料

姓名	性别 ○ 男 ○ 女	年龄	住院号	病区/床号
入院时间				
入院诊断				

患者因素评估

特殊人群	○　儿童	○　老年人 ○	妊娠期　○	哺乳期　○育龄妇女

疾病因素评估

过敏史	○　无	○皮试过敏　○	药物/食物过敏或严重过敏反应
现病史			
肝肾功能			

药物因素评估

目前用药

品种	剂量	用法	频次

药物不良反应史

患者对药物了解程度评估

疾病认识　○ 完全 ○ 部分　○ 不了解　○ 未被告知

药效效果　○ 好　○ 较好　○ 一般　○ 较差　○ 不理解

用法用量遵循情况　○ 好　○ 较好　○ 一般　○ 较差　○ 不理解

注意事项知晓　○ 好　○ 较好　○ 一般　○ 较差　○ 不理解

不良反应知晓　○ 好　○ 较好　○ 一般　○ 较差　○ 不理解

患者依从性评估

1. 您是否会偶尔忘记服药？ ○ 是　　○ 否
2. 回忆过去两周，您是否某天没服药？ ○ 是　　○ 否
3. 您是否曾经因为服药后感觉更糟，擅自减量或停药？ ○ 是　　○ 否
4. 当您旅游或出门在外时，是否偶尔忘记带药？ ○ 是　　○ 否
5. 您昨天服药了吗？ ○ 是　　○ 否
6. 当您感觉症状得到控制时，是否会偶尔停止服药？ ○ 是　　○ 否
7. 您是否会因为每日服药而感到困扰？ ○ 是　　○ 否
8. 有些人很难记得服用所有药，您是否也遇到这样的困难？
○ 不会/极少　○ 较少会　○ 有时会　○ 经常会　○ 一直会

重视药物治疗　○ 好　　○ 一般　　○ 较差

信任药物治疗　○ 好　　○ 一般　　○ 较差

用药规范程度　○ 好　　○ 一般　　○ 较差

信息来源

○　患者　○ 家属　○ 其他	评估药师签名	日期

附录3　药历首页

建立日期：＿＿＿年＿＿＿月＿＿＿日　　　建立人：＿＿＿＿＿＿＿

姓名		性别		年龄		ID号	
住院时间：				出院时间：			
出生地			民族		工作单位：		
联系电话		联系地址：				邮编	
身高（cm）			体重（kg）			体重指数	
血型			血压（mmHg）			体表面积（m²）	
不良嗜好（烟、酒、药物依赖）							

主诉和现病史：
　　主诉：
　　现病史：

　　查体：
　　血常规：

_____

既往病史：

_____

既往用药史：

_____

家族史：

_____

伴发疾病与用药情况：

_____

过敏史：

药物不良反应及处置史：

入院诊断：

出院诊断：

初始治疗方案分析：
方案

初始药物治疗监护计划：
1. 疗效监护
2. 安全性监护
3. 依从性监护

其他治疗药物：

药 物 治 疗 日 志

患者情况：
治疗方案调整：
用药分析：
药学监护：

签名：

药 物 治 疗 总 结

治疗过程总结

药师在本次治疗中参与药物治疗工作的总结
（1）治疗方案调整：
（2）药学监护：
（3）用药教育：
患者出院后继续治疗方案和用药指导

治疗需要的随访计划和应自行检测的指标

附
录

（续表）

临 床 带 教 老 师 评 语

药 学 带 教 老 师 评 语

附录4　缩略词对照表

附录4-1　常见给药途径的拉丁文及其简写

分　类	缩　写	拉 丁 文	中 文
给药途径	i.h.	injectio hypodermaticus	皮下注射
	i.m.	injectio intramuscularis	肌内注射
	i.p.	injectio intraperitoneal	腹腔注射
	i.v.	injectio venosa	静脉注射
	iv.gtt	injectio venosa gutt	静脉滴注
	c.i.	continui injectio venosa	持续静脉滴注
	p.o.	per os	口服
给药频次	q.d.	quapua die	每日1次
	b.i.d.	bis in die	每日2次
	t.i.d.	ter in die	每日3次
	q.i.d.	queartus in die	每日4次
	q.o.d.	quaque omni die	隔日1次
	q6h.	quaque sexta hora	每6h1次
	q8h.	quaque octava hora	每8h1次
	q12h.	quaque duodecima hora	每12h1次

（续表）

分　类	缩　写	拉 丁 文	中　文
给药频次	stat.	statim	立即
	q.n.	quaqua nocto	每晚临睡前

附录4-2　常用检查指标的中英文及其简写

分　类	简　写	中　　文
血常规	WBC	白细胞
	PLT	血小板
	NEUT	中性粒细胞
	NEUT%	中性粒细胞比率
	RBC	红细胞
	EOS	嗜酸性粒细胞
	BAS	嗜碱性粒细胞
	Ly	淋巴细胞
	Ly%	淋巴细胞比值
	MONO	单核细胞
	Hb	血红蛋白
	HCT	红细胞压积
	MPV	平均血小板体积
	PCT	血小板压积
	PDW	血小板分布宽度
	RC	网织红细胞记数
	ESR	红细胞沉降率（血沉）
生化	ALT	丙氨酸转氨酶

附 录

分 类	简 写	中 文
生化	AST	天冬氨酸转氨酶
	GGT	谷胺酰转肽酶
	ALP	碱性磷酸酶
	LDH	乳酸脱氢酶
	TBIL	总胆红素
	DBIL	直接胆红素
	D-dimer	D-二聚体
	$PaCO_2$	二氧化碳分压
	PaO_2	氧分压
	SaO_2	动脉血氧饱和度
	TBA	总胆汁酸
	PA	前白蛋白
	TC	总胆固醇
	TG	三酰甘油
	IBIL	间接胆红素
	TP	总蛋白
	ALB	白蛋白
	A/G	白/球比值
	GLU	血糖
	BUN	尿素氮
	Cr	肌酐
	Ccr	肌酐清除率
	URIC	尿酸

分　　类	简　　写	中　　文
生化	K^+	钾
	Na^+	钠
	Cl^+	氯
	Ca^{2+}	钙
	P	磷
	CRP	C反应蛋白
	PCT	降钙素原
	FVC	用力肺活量
	pro-BNP	B型利钠肽原
	INR	国际标准比值
	Tn	肌钙蛋白